真正重要的事，不是活多久，而是能夠健康地活多久。

——哲學家塞內卡（Lucius Annaeus Seneca）

想要增強免疫力，無病長壽，生活習慣與飲食同等重要。

本書推薦的食材為作者個人建議，雖然食物不可能百分之百隔絕疾病，但吃富含營養素的好食物，是可以強化體內的免疫系統，降低疾病的發生機率的。

然而重點仍在於日常飲食中合理的搭配、均衡營養，任何食物都要適量食用，勿過度攝取。

백년 건강의 비밀: 생활습관 바꾸면 건강이 보인다
아프지 않고 장수하는 100세 인생의 힘!

百歲時代 健康的祕密

{若想無病、無痛健康活下去，該如何準備？}

金忠雄　著　　陳聖薇　譯

國立台灣大學醫學院附設醫院竹東分院院長
詹鼎正醫師　審訂

前言

百歲時代，若想無病、無痛的健康生活，應該如何準備？

幼年時的我，認為人一旦到了花甲之年，就代表年紀已經非常大了，若是活到七十歲才過世的話，就是好命；如今這樣的想法可說是古老思想，畢竟現在人多能活得很久、很長壽。有時，周邊的人說他已達花甲之齡，可外貌一點都不像爺爺奶奶，根本看不出是五十幾歲，還是六十幾歲，甚至要到七十幾歲才會覺得臉上有年老的痕跡。

目前世界最長壽紀錄的保持人是朝鮮王朝高宗十二年，也就是一八七五年，出生於法國一小村落的女人——珍妮・露意絲・卡爾門（Jeanne Louise Calment），她以一百二十二歲高齡離開人世。當時平均餘命約為四十歲，等於她活了一般人的三倍之久，之後縱使現代醫學持續發達，迄今依然無人打破這個紀錄。

男性的紀錄保持人是一位活到一百二十歲的日本人，爾後不分男女，只要管理保養得當，幾乎都可以活到一百二十歲。

目前韓國超過一百歲的長者有一萬七千位，鄰近的日本則有六萬六千位[1]，百歲長者確實越來越多，根據韓國國土交通部於二〇一八年八月公告的「租賃業者登錄現況」顯示，最高齡的租賃業者為一百一十二歲，且同時擁有十二間出租中的房產。

再者，過往屬於避諱話題的情況，像是一百零三歲進行胃癌手術的老奶奶，以及一百零二歲動大腸癌手術的老爺爺，不斷出現在各個傳播媒體。在逐漸邁入長壽世代的現在，如果百歲長者在體力和錢財許可之下，為了使患者儘快康復，醫者多會與家屬充分溝通，積極勸說進行手術。

然而，並非所有長者都能健康長壽，健康管理得當的長者，到了九十歲依然健壯，但是大部分長者卻在更早之前就已經罹患嚴重致命性的疾病，不能做想做的事情、不能吃想吃的東西，與疾病奮鬥到最後，一輩子都活得很辛苦。

1 據衛生福利部社會及家庭署調查，台灣二〇一九年度百歲人瑞共計三千六百七十七人。

根據統計廳於二〇一七年調查資料顯示，韓國的期待壽命與平均餘命為男性八十歲、女性八十六歲，健康壽命為男性六十五歲、女性六十六歲，等於男性有十五年、女性有二十年的時間是以身心不健康的狀態度過餘生[2]。

常見的平均餘命，也就是期待壽命，是檢視一個國家健康水準的重要指標。然而近年來，人們更關注的不是期待壽命，而是能夠健康活下去的健康壽命，也就是不期待能活很久的期待壽命，而是能健康活多久的健康壽命，可見百歲世代，大家重視的是健康長壽。

一般人只要沒有先天性疾病，都是自幼無病痛的成長，即使如此，人的生物體本就會隨著年齡的增長而自然老化，進而使器官功能下降，引發痛症，妨礙我們日常生活，讓我們痛苦過日子。

那麼，我們該如何遠離疾病，獲得健康長壽呢？百歲時代，我們需要準備的就是工作、錢與健康三件事情。

退休後依然有工作，帶有超越生計的含義，當然一般情況下經濟因素最重要，但為

2　依衛福部「國人健康平均餘命」統計，二〇一八年的零歲平均餘命（即平均壽命）為八十．六九歲，健康餘命為七十二．二八歲，「不健康生存年數」是八．四一年。

了健康、為了享有成就感的晚年生活，就必須要工作，而且是要工作就必須健康活下去。特別是年長者有工作的話，不僅可以解決經濟困苦、健康問題、寂寞、喪失自尊等問題，更進一步是所有國民都可認知到晚年生活最重要的就是「經濟安定」，才不會落入貧困階層。

再者，晚年若沒有準備足夠存款，卻活得很久的話，就會出現醫療費用等長壽必須清單，也就是退休後的醫療支出比率會提高，六十五歲以上老人在二〇一六年一整年的醫療費用為三百八十一萬韓圜（每月三十二萬韓圜），可說老年期的醫療費用支出是晚年預備金最大的敵人[3]。

所以，一定要健康。要成為無病、無痛的健康上流社會，工作與錢是基本要件，並從年輕就開始儲蓄健康，在日常生活保持健康的習慣，吃健康、品質優良的食材，為健康打下扎實的基礎。換句話說，為了擁有健康的晚年，必須建立自身管理計畫，而且從年輕時就要具體、持續的管理個人的健康。

3　根據衛福部統計顯示，國人平均每年醫療保健支出約為四萬至五萬元，可是五十歲以上的醫療費用支出，卻約為二十至三十歲族群的三到五倍、甚至更高。以男性為例，二十至三十歲族群的每年醫療費用支出約二萬元，五十至五十九歲為近五萬元，六十至六十九歲為約七萬元，七十至七十九歲約十萬元，八十歲以上近十二萬元。粗估六十五歲到七十九歲的醫療費用支出至少一百三十五萬元以上。女性醫療費用略低於男性，可是差距並沒有太大。

生病一定有原因，不論是生活習慣崩壞、飲食不規律，或是每日攝取過多的營養素——動物界好似只有人類會被好吃的食物的控制，會無法克制地偏食、過食、暴食等等。

換句話說，這些人在遺傳上、體質上就已經偏弱，加上平時的生活習慣又不好，就容易罹患疾病，所以平時要藉由健康的飲食習慣、生活習慣來增加免疫力，守護身體遠離疾病，才能健康長壽。

中華人民共和國黨政軍領導人大多長壽，可以說，活到九十歲是最基本，超過百歲的也為數不少（一九八〇年代領導人鄧小平是九十三歲逝世）。他們長壽的祕訣除了特殊的醫療照顧外，就是在飲食方式多食粗糧，相較於「四隻腳」肉類，更喜歡享用「沒有腳」的魚類，也就是相較於牛、豬、羊等四隻腳的動物，他們更喜歡食用雞、鵝等兩隻腳的動物、或是「一隻腳」的菇類，與「沒有腳」的魚類。正是由於特別遵守少量多餐，以及多樣菜色的科學飲食原則，才使得他們健康長壽。

再者，我的父母皆已年過九十，兩位都沒有罹患慢性病，身體相當健康，至今都還可以在午餐時間手牽手去到瑞草區廳[4]享用午餐，與周圍的朋友聊天、上市場買菜，然後一同回家。他們每天走路、與他人交流，三餐正常的生活鐵律，或許就是他們維持健康的祕訣。

全球各地平均餘命都有持續增加的趨勢，但若身體不健康的話，那麼長壽就沒有意義了。以弱不經風的身體過日子，不僅毫無意義，也無法享受人生不是嗎？我們要健康的活百歲，而不是躺在病床活百歲，我想，應該也不會有人願意那樣痛苦過日子吧！哲學家塞內卡（Lucius Annaeus Seneca）這樣說過：「真正重要的事，不是活多久，而是能夠健康地活多久。」

我想，曾撰寫農事書籍《農莊生活手記[5]》的聶爾寧夫婦，堪稱為百歲時代無病、無痛，健康快樂長壽的箇中典範。著作中詳實記載他們的飲食起居、栽培作物、經濟來源以及居家環境，從中可以看到聶爾寧在退休之後如何「回歸自然」。

退休後，先生聶爾寧只工作半天，剩下時間就是冥想、閱讀，或是進行演奏樂器等休閒活動，享受庭院生活，毫無病痛且健康的規律生活，直到一百歲時，他選擇米水不

4　區廳類似區公所加上戶政市務所，但組織編制功能比區公所大一些。

5　原文書名為《Living the Good Life》，繁體中文版請參閱下列網址：https://reurl.cc/d59kxM

進的結束他的一生。

因此，在生病前就該保持健康習慣，做好健康管理，每天食用營養充足的飲食、定時定量的運動，每年定時做健康檢查，將健康當作是人生幸福的基礎，及早做好自我健康管理，才能夠迎接健康的晚年，無病、無痛的生活。總結一句話，老年的幸福與不幸福的關鍵並非是金錢、名譽、權利，而是健康。

最後，希望本書能提供些許晚年健康的幫助，同時期待各位都能夠擁有健康的身體，充滿活力的生活到百歲。同時也感謝整理原稿以及出書過程中協助的各位朋友。

平時享受於山林與旅行，寫於後山的西達山

金忠雄

目次

PART 3

百歲時代，晚年會遇到的幾種疾患

——什麼病，會有何種症狀與解決方式

PART 4

小心八大癌症，就能過上銀光人生
——特徵與原因、可能症狀、預防與治療

PART 5

問答解惑：「銀光人生，百歲健康」

PART 6

長壽時代所衍生的醫療費用增加與對策、癌症預防方法

Part 1

想要無病長壽，應該要知道的健康常識

生活習慣與飲食習慣

根據研究顯示，健康的長壽來自於正確的飲食習慣。良好的飲食習慣可以維護健康。戒掉飲食的壞習慣，聰明選擇營養均衡的食物，因為保持均衡營養攝取的好習慣，確認三餐該吃什麼、該如何攝取，也會造就不同的健康狀態。

依據韓國國民健康營養調查，損害韓國人健康壽命的飲食習慣，包括過度攝取碳水化合物與湯品的鹽分、蔬菜攝取不足、暴飲暴食、經常外食、吃便當或便利商店微波食品、沒吃早餐等等，根據世界衛生組織（WHO）指出，不好的飲食習慣，會增加罹患癌症、高血壓、糖尿病等疾病的危險。

因此，若想要迎接無病又長壽的百歲健康，就必須從年輕時就保持好習慣。好的生活習慣包含飲食習慣、定時運動的習慣。

研究發現，經常過食、吃太飽會增加身體負荷，引發一系列代謝症候群的問題，也就是會引起高血糖（糖尿病）、高血壓、高脂血症（動脈硬化、脂肪肝）、過重、高尿酸血症（痛風）等疾病纏身，因而最好保持大約八分飽狀態的飲食習慣，再者，有防腐劑或抗生素的食品也要盡量少吃。

一般而言，據統計決定健康的因素遺傳占百分之二十、環境占百分之二十、醫療百分之八、生活習慣百分之五十二，可見生活習慣對於健康的影響最多。

近年來，已經不稱糖尿病、腦中風、腦出血、高血壓等為成人病，因為幼兒或是年輕人也可能會罹患上述疾病，所以稱為生活習慣病。再者，肥胖問題是連國家都必須出面宣導「與肥胖對抗」。現代人飲食西化、各種速食環境造成偏食、缺乏運動等，所延伸的問題不止肥胖，還會導致許多危險因子聚集而引發「生活習慣病」，因此未來要活得有尊嚴，就必須積極做好健康自我管理。

如今癌症已不是不治之病，現在醫療技術及設備日新月異，只要能早期診斷，早期治療，就能有效克服癌症。可生活環境與飲食習慣與癌症的發生，有著相當密切的關連性，二、三十歲年輕時開始的壞習慣，到了四十歲之後將導致罹患生活習慣病、癌症的風險提高。

人類是習慣的動物，對於飲食愛恨分明，討厭就不吃、喜歡的就如同被棉花糖吸引的幼童一樣，每天都會吃，若沒有領悟到這一偏食的習慣，就會在不知不覺之中形成營養不均衡，誘發各種疾病。

「偏食」是很不好的，我們必須養成均衡攝取的飲食習慣。飲食不是「引起」癌症的主要因子，但是，飲食絕對是「促進」或是「抑制」癌症細胞要不要作怪的關鍵主因，並且有研究顯示癌症有百分之三十至三十五[1]源自於飲食習慣。

英國某大學研究小組指出，生活習慣稍有改變，就能延長壽命。根據研究小組分析，一天吃五回蔬果可以延長三年、戒菸可以延長四到五年、增加適當的運動量則可延長三年。由此可知，只要改變生活習慣、飲食習慣、生活環境可以多活十年左右。

再者，在某一領域成功的人多是堅持既定的方向，並擁有良好生活習慣的人。例如世界知名的足球選手羅納度就絕對不碰菸酒、碳酸飲料、咖啡，飲食也以幾乎不放鹽的沙拉與雞胸肉為主，保持每日仰臥起坐三千次與伏地挺身一千次的運動，羅納度不僅是足球英雄，更是一位認真履行健康飲食與生活習慣的人物。

1　德州大學安德森研究中心在二〇〇八年發表的論文，是目前堪稱最完整、系統性歸納癌症成因的論文。文中提到癌症有百分之五至十的機率是基因，百分之九十至九十五的機率是環境所導致，而其中百分之三十至三十五歸咎於飲食習慣。

國際上享有「水滴畫家」美譽的藝術家金昌烈，每日早晨會倒立三十分鐘；日本最暢銷的作家村上春樹，每天不間斷地跑步十公里，三十年如一日；美國有名的電視人歐普拉・蓋爾・溫芙蕾（Oprah Gail Winfrey）則是每日冥想三十分鐘；他們的成功祕訣可說是維持良好生活習慣所致。良好的生活習慣好似是成功的關鍵，所以若要健康或長壽，生活習慣就相當重要。

我們來檢視一下好習慣與壞習慣的示例。首先是好習慣，猶太人在各個領域幾乎都有出類拔萃的人才，且罹癌比率亦較低，那是因為他們有效率的善用閒暇與休息，保持「工作時認真集中精力工作、休息時就好好休息」的習慣，因此癌症專家才會不斷強調健康的生活習慣是強而有力的抗癌治療。

壞習慣就如同我們身旁那些不斷強調努力向前看，完全不休息拚命工作的長輩。在終於可以過上舒服的退休生活之際，卻發現自己已經罹患癌症之類的不治之病，已然接近死亡。

這些長輩、老人世代，他們年輕時剛好是工業化時代強調「一二三四五五五」[2]的

2 韓國超時的工作模式，「週一、二、三、四、五、五、五」，沒有週末，一年三百六十五天都要工作。

工作模式，他們必須磨破指甲、關節彎曲的認真工作，才能走到今日。他們為了生活而奮鬥，為了不讓子孫承繼貧困，而頑固的執著於工作，但最後不僅沒有「晚年的人生」，反而忘了照顧健康而持續勉強工作，這是一項壞習慣。

不久前，我研究所的好友之妻罹患了成人每十人就會出現一位的血癌，也就是白血病。據這位朋友說，大家千方百計想找出罹癌的原因，因為明明沒有家族病史，最後才懷疑是因為「潔癖症」[3]。

友人之妻有每天濫用大量「酒精與漂白水」消毒的習慣，導致免疫力下降才會罹患白血病，因此朋友非常後悔沒有儘早阻止妻子的這一項壞習慣。

然而問題在於壞習慣容易持之以恆，突然要戒斷會異常痛苦難耐，然而要養成一個好習慣並持續之，更不是一件簡單的事。特別是癌症等生活習慣病需要一輩子好好管理，而保養管理是一件知易行難的事情。

3　美國《環境衛生》雜誌曾刊登過一個研究報告：女人過於潔癖，會增加乳腺癌的風險。研究人員詢問了近八百名乳腺癌病人，和另一組同齡健康婦女使用各種清潔產品和殺蟲劑的頻率，結果發現：經常使用空氣清新劑的婦女罹患乳腺癌的危險增加百分之二十，每天使用空氣清新劑會使乳腺癌的發病概率增加百分之三十。而固體空氣清新劑則會使乳腺癌的發病危險增加二倍。研究者把潔癖會增加乳腺癌的風險歸之為過多地使用化學清潔劑之故，認為化學製劑與乳腺癌之間存在著高度的關聯性。但血癌與潔癖在臨床上缺乏直接證據，本文為作者朋友的臆測。

不過，只要改掉壞習慣，往好習慣的方向走，患者就能夠克服病痛，一般人必須知道「樹木要揚棄花朵才能結成果實、江水要奔離江河才能迎向大海」，必須丟棄壞習慣，養成好習慣，才能擁有健康的長壽。

因此為了健康，需要養成規律的運動，以及忍耐運動訓練的痛苦，在健身房會看見「離水滾只差一度、想放棄時只要再撐個一分鐘」的標語，要能夠承受一定程度痠痛而不放棄，才能喚醒沉睡的身體各個部位。

體力是用多少才會產生多少，簡單一句話「現在不養成規律運動，讓身體不辛苦的話，將來就會因為身體而面臨痛苦的日子」。

適當攝取各種營養素與認識生活中常見的食品添加物

健康與各種適量營養素、特徵

自然界存在數萬種化學物質，若是簡單區分為對人體有益與有害的，其中對身體有益的物質，若使用過量也會是毒，而有害的物質若是微量，有可能反而是藥。

特別是有害物質的部分，由於現今分析技術發達，我們可以檢驗出食品是否殘留有害物質的能力已經到達十億分之一克（ng），所以量才是問題，也就是藥與毒的決定關鍵是量。所有有害物質都有基準差，身體需要的有益物質若過多、或過少，對身體都是損害，因此會有建議量與適當量。

舉例來說，被貼上「從毒而來的藥」的肉毒桿菌（botox），人們只需要食用一千萬分之一就足以致死的劇毒物質，但少量使用卻可以用於美容以及斜視、氣喘等二十幾種疾病的治療，所以在基準值以下微量的使用，對身體不會造成傷害。

再者，人類的身體有排毒機制，會正常代謝毒素，即使在午睡、玩樂、失魂落魄的時候，肝與腎臟都還是認真的守護我們的身體。換句話說，在基準值以下的適當量，我們的身體會自行分解處理，對健康完全無害。

- **鐵質**：成人一日的建議攝取量是十至十二毫克，鐵質不足時，免疫細胞的殺菌能力就會降低，難以抵抗疾病入侵，手指甲會變得脆弱、容易斷裂與口腔黏膜炎、嚴重可致口腔癌。

平日多攝取葡萄乾，或是堅果類（花生、杏仁、核桃），就不怕鐵質缺乏。

- **鈣**：一日建議攝取量是男性七百毫克、女性八百毫克[4]，鈣是人體最多的礦物質，是形成人體骨骼的主材料，對預防骨質疏鬆症有益，也可以從牛奶、小魚、肉類、菠菜、海帶中攝取。
- **鉀**：一日建議量男女皆為四千七百毫克，鉀對於腦部功能有益，許多健康高纖

4　依據衛生福利部「國人膳食營養素建議攝取量」，十九歲以上的成人，每日須攝取至少一千毫克的鈣質，老年人是一千二百毫克。

食物，如蔬菜、水果等，都是高鉀食物。

- **維生素C**：一日建議攝取量是八十至一百毫克，維生素C可以增強免疫力、弱化活性氧、抑制致癌物質等等，有助於降低食道癌、胃癌、胰臟癌、腸癌等癌症發生率。維生素C不足的話，較易容易引起感冒、甚至是引起壞血病。
- **維生素D**：一日建議攝取量為三十ng/mL或是六百IU[5]，維生素D不足時，骨骼會較弱，容易出現骨質疏鬆、失智；亦容易代謝紊亂免疫力下降，影響與癌症相關的基因表現，增加罹患前列腺癌、大腸癌、乳癌、食道癌等的發生率。
- **鈉**：一日建議攝取十克以下，世界衛生組織（WHO）建議成人每日攝取量為五克，若持續食用過多鹽分時，細胞內的鈉濃度上升之後，細胞較容易受傷，最後或許會使細胞產生癌變，導致罹患腦中風、動脈硬化、高血壓、胃癌、食道癌等疾病風險增加。
- **糖**：一日攝取基準為六十一克，世界衛生組織基準為五十克，糖是供應腫瘤細胞最佳的能量之一，過度攝取時，會提高腦中風與糖尿並的風險，特別是會提

5 根據台灣衛福部國人膳食營養素參考攝取量，成年人每日所需攝入的維他命D，若未超過七十歲，建議為六百國際單位（IU），若為骨鬆者或超過七十歲的長者，則建議每日攝入八百國際單位較佳（IU）。

高乳癌發病的機率。

常見的連鎖飲料店的一杯果汁，平均約有十顆砂糖，為了健康著想，應減少飲用的次數為佳。

- **血紅素**：正常數值為男性十三至十六・五g/dL、女性十二至十五・五g/dL，若較正常數值低就可能有貧血、白血病、關節癌等情況，若過高，則會有各種心臟疾病的風險。

再者，貧血也可能是慢性出血、或是鐵質不足的症狀，若因症狀輕微而放置不管的話，可能提高心臟驟停的危險，因而貧血患者與心臟疾病患者可以多多攝取有益於貧血症狀的肝、牡蠣、蛋黃、瘦肉、蛤蜊。

- **反式脂肪**：世界衛生組織建議反式脂肪的供能比應低於百分之一，若某人每天攝取二千大卡的能量，則成人每日反式脂肪的攝取量應低於二・二克，可能誘發癌症的反式脂肪包含提煉植物油、美乃滋、沙拉醬、人造奶油、起酥油等。還有餅乾、素食、即食性產品在加工生產時多數都含有反式脂肪，盡量少吃為佳。

- **咖啡因**：一日建議量以不超過四百毫克為原則，約是五杯即溶黑咖啡的份量。

攝取過多咖啡因的話，會讓血壓上升，產生興奮或是不安的症狀，影響睡眠，因而需減少服用。

- **膽固醇**：總膽固醇的正常數值為二百四十m/dL[6]，是維繫人體的必要成分，但若過高則會引起各種成人病與動脈硬化。
- **膳食纖維**：建議量為每攝取一千大卡時為十二克，膳食纖維會吸附致癌物質、脂肪、重金屬等有害物質，有助於改善便祕，而含有的維生素、礦物質可以增強免疫力。
- **水**：一日攝取量為二〇〇〇毫升[7]，水分攝取不足時，會增加癌症、或是流行性疾病的感染率，所謂健康的好水，應均衡含有鈣、鐵、鉀、二氧化矽四種成分。
- **大蒜**：新鮮大蒜一日一瓣、蒜片則是一日成人基準四至六片為標準量，美國國家癌症研究所（National Cancer Institute, NCI）選定的抗癌食品中，大蒜為第一

6 膽固醇的標準值與年紀，疾病，危險因子相關，不是一個定值。

7 一天水分攝取量非一定數，正常來說，是每公斤體重攝取三十CC的水，以一個體重七十公斤的成年人來說，一天的基本喝水量就是二千一百CC。

順位，是強而有力的天然抗癌劑，也是抗癌食品。

- **銀杏的果實（白果）**：一日適當攝取量為四至七顆，銀杏是季節性產物，含有氫氰酸化合物，可以每日攝取但一次不可過量。銀杏的效果是消除體內毒素、有毒氧氣，減緩咳嗽與搔癢症狀。
- **碘**：屬於必需的微量元素，身體所需約為十四毫克，多存於甲狀腺部位，是製造甲狀腺荷爾蒙所需主材料。如果攝取過多，會引發甲狀腺機能亢進，可若過度限制，則可能造成甲狀腺荷爾蒙數值不足，因此需要透過飲食適當的攝取。
- **尿酸**：尿酸值若超過七mg/dL時，是一個危險警訊，會增加痛風等疾病引發的風險，需要特別注意。
- **牙膏防腐劑（對羥基苯甲酸酯）**：一日不可超過百分之〇・二的基準值，牙膏內的防腐劑成分是為了抑制微生物生長，但可能會提高致癌率，對人體有害。每日早晚刷牙時，若擇一改用鹽刷牙的話，對健康有益。
- **陽光**：一天需要二十至三十分鐘左右適度的陽光照射，才能增加抵抗癌細胞能力的T細胞，若要達到抑制疾病的效果，每週最少要有三次照射的時間，適當的陽光也能降低罹患肺癌的危險性。

- **睡眠時間：**每日睡眠時間為七至八小時，睡眠時間是影響死亡率的因素，一天睡滿七至八小時者，比多睡者、或是少睡者的死亡率低。
- **行動電話：**具有有害的電磁波，所以一天通話時間最好是在三十分鐘以下，世界衛生組織之下的國際癌症研究所指出，若每日使用三十分鐘的行動電話，持續十年以上的話，容易罹患腦腫瘤的機率就會比不這樣做的人多出百分之四十左右。
- **放射線：**容許基準值是以日本福島避難基準及鹿兒島避難基準值的年度輻射曝露量二十mSv為限。現代人已經暴露在自然放射線中生活，若是當暴露在一定量的醫療放射線時，罹患癌症的危險性自然就會增加。
- **溫泉浴：**許多人因為溫泉浴對身體好，所以長時間享受於溫泉浴之中，但全身浴溫泉的適當時間以五分鐘為佳。有心血管疾病隱憂的人，全身溫泉浴反而會給予身體過多壓力，而成為毒藥。因為全身溫泉浴會讓血壓與心跳急速上升，增加風險，建議採用半身浴的方式才能降低身體負擔。

食品的有害添加物與因應對策[8]

- **火腿**：亞硝酸鹽、保存劑（有致癌危險）——以滾水二至三分鐘汆燙，減少亞硝酸鹽以及油脂。
- **培根**：亞硝酸鹽、保存劑（有致癌危險）——滾水汆燙後，用廚房紙巾將油脂擦拭乾淨。
- **香腸**：亞硝酸鹽、保存劑（有致癌危險）——外皮用刀子略劃幾刀後，放入滾水汆燙。
- **食用麵包**：氫氧化鈉、酸味劑（引發過敏可能）——以微波爐稍微微波後再食用。
- **豆腐**：硫酸鈣、凝固劑（可能造成細胞功能下降）——冷水多次沖洗後料理。
- **醃蘿蔔**：糖精鈉、甜味劑（有致癌危險）——冷水浸泡五分鐘後食用。
- **蟹味棒**：丁烯二酸、酸味劑（可能造成生殖功能下降）——流水沖洗一兩次後再料理。

8 作者建議的食安對策。

- **魚板**：亞硝酸鹽、保存劑（有致癌危險）——熱水氽燙或是用滾水清洗。
- **泡麵**：磷酸鹽、酸味劑（反胃）——滾水燙一下麵之後，再放入水中煮。

感覺器官（牙齒、眼睛、耳朵）的健康管理

過往，有一說是牙科醫生一看患者的牙齒，就能預測該名患者的壽命，可見牙齒是貴重的五福之一，而現今社會「確實做到牙齒保健，就會長壽」的話語，足以證明牙齒健康的重要性，因為當口腔細菌入侵血管，在身體內流動時，會增加心肌梗塞、胰臟癌、乳癌等疾病罹患的風險。

足見口腔健康影響全身健康，然而環視周圍有年紀的長者，多數都沒有健康的牙齒，牙齒健康狀態非常不好。

根據一老人研究機關調查顯示，每千位老人中，有百分之五十二會因牙痛而苦、百分之四十六因視力問題所惱、百分之二十三則是為聽力問題所困，可見牙齒、眼睛、耳朵的問題令人充滿困擾。

牙齒部分，成人的恆牙根據智齒的有無，約有二十八至三十二顆，隨著年紀的增長

會逐漸掉牙，等到過了五十歲之後，約有二十四・八顆，爾後逐漸減少，到六十五歲時會直接少一半到十二・一顆。我周遭就有幾位朋友因為牙齦不好，牙齒都拔光，又難以全數植牙，只能使用假牙，非常不方便[9]。

可見牙齒老化是最常見的症狀。因此假牙與老花眼鏡、助聽器是最常見的老人配備，足見牙齒、眼睛、耳朵的保健非常重要。

年紀增長卻失去牙齒健康時，就會需要補牙或是假牙，韓國六十歲以上使用假牙者有三百萬人以上，約占六十歲以上人口的百分之七十。像這樣年紀漸長的人，牙齦與牙齒都不健康，不是需要拔牙、就是需要假牙，或是牙齒容易缺牙，需要植牙等等。

當牙齒不健康時，進食的限制也隨之而來，會選擇不需要咀嚼的食物，長久下來演變成營養不均衡，對老人的健康傷害極大，因此我們可說，左右老人生活品質的關鍵之一就是牙齒的健康。

該如何維持牙齒的健康呢？不要嫌麻煩，請早晚各一次以鹽清洗牙齦與牙齒，如此一來不只牙齦健康，也可以預防蛀牙，而含有防腐劑的牙膏，同時也含有致癌物質，所

9 衛生福利部國民健康署統計，六十五歲以上國人缺牙比率高達百分之四十七・二％，平均缺十四・八顆牙。

以盡量少使用為佳。

再者，仔細刷牙與使用牙線時，觀察牙齒是否有裂縫或斷牙的情況，有問題時請前往牙科診所，一年需洗牙兩次，而且平時不要緊咬牙齒。

同時要注意牙周疾病，這是口腔內細菌導致牙齦發炎，若放任不管連周圍骨組織都可能遭到破壞，導致牙周炎的話，會失去大部分的牙齒，危害口腔健康。因此，若要做好口腔健康，就必須定時洗牙，清洗人體細菌最多的口腔，洗掉因細菌累積而形成的細菌溫床，也就是牙垢。

不只是牙齒，進入四十歲左右，身體會出現各種變化。四、五十歲的年紀開始會出現老花，需要配戴老花眼鏡才能看報紙，這一生理造成的視力問題讓人深感不便。尤其是喜歡看電視、或是常盯著手機或平板、電腦產品的螢幕，都會讓現代人提早面臨眼睛老化。

所謂老花，是年輕時水嫩的水晶體因為年紀漸長而失去彈力，厚度調節出了問題，讓眼睛霧霧地看不太清楚近距離的文字或是物體。因此，若要延緩老花的現象，就必須給予眼睛充分的休息，也就是在玩手機、電腦，或是看電視時，要有意識地眨眼，同時每十到二十分鐘需要遙望遠方，讓眼睛休息。

在休息時間緊閉雙眼後再次睜開、睜大雙眼，上下左右轉動眼珠，做「眼睛伸展運動」，能讓眼球乾澀感消失，能使眼睛不疲勞。避免過度暴露於紫外線與抽菸的環境中，經常補充水分，都是預防老花的方法。而老花除了可以配戴老花眼鏡校正之外，還可以採用雷射手術可以一次性解決白內障與老花的手術。

再者，因年紀增長會導致失明的三大疾病，也就是黃斑部病變、糖尿病視網膜病變、青光眼等的眼部疾病，特別是黃斑部病變，若不治療的話，兩年內失明的機率達到百分之十五之高，必須小心。因此若要預防，可以攝取含有蝦青素成分的鮭魚、蝦子、鮭魚將有助於消除眼睛疲勞。

經常攝取有益於預防黃斑部病變，也就是含有較多葉黃素成分的芹菜、青花菜、蛋黃，以及預防眼球乾澀症的鮭魚、鯖魚等富含油脂的魚，還有對於預防夜盲症，應該常食用含有維生素A的紅蘿蔔、菠菜等綠色蔬菜。

另外，耳朵的聽力管理也相當重要。有一位五十幾歲的有名歌手曾經提及，他因為失聰而導致聽力逐漸消退，必須配戴助聽器，可見年輕時就有聽力障礙的人也不少。聽力是人體感官功能中最快老化的部分，一般而言約於四十歲開始會出現失聰情況，比起腰痛、腳痛，聽力問題反而是會中斷與他人的聯繫關係，是相對嚴重的疾病。

特別是六十五歲以上的老人，過半數都因為生理上有聽覺障礙，導致出現對話困難的老年性失聰，也就是到了一定年紀，出現聽不見的失聰情況出現，別人必須加大音量才能讓他們聽到。

失聰的原因有兩種：第一是老年性失聰；第二是年輕時戴著耳機大聲聽音樂，所導致的噪音性失聰。令人意外的是現今周圍突發性失聰的患者，有持續增加的趨勢，預測主因應是反覆的噪音、病毒以及過度壓力，症狀是沒有特別的原因卻造成一耳聽不清楚，或是三天以上聽不太到聲音，或是伴隨耳鳴、暈眩的症狀。

對於突發性失聰，若能在兩週內治療的話，就能夠好轉，但若錯失治療時機，就會產生聽力受損，終生受困於失聰的情況，因此最重要的是不要錯失治療時間。

當出現失聰的狀況時，溝通就會出狀況，電話聲、電鈴聲可能會聽不到，造成日常生活的不便，接著憂鬱症、失智等可能性攀升，再加上周圍疏遠，或被所屬團體排斥。因此為了在年齡增長時不出現這樣的情況，在年輕的時候就必須做好聽力保健。

為了預防年紀增長時會出現的各種感官障礙，因此從年輕的時候大家就必須做好各項健康管理。

性、愛情與戀愛

老人之敵就是要避免年歲漸長之後的寂寞，基本上人們不分年齡，本就需要相遇、相愛、交往，彼此依靠。

然而步入老年階段常會出現性缺乏的情況，不論是黃昏離婚、或是另一半過世、或是分房睡，原本理所當然應蓋同一床棉被、一同享受性生活，畢竟性生活是人應該享受的「人生禮物」，而今卻處於性缺乏的狀態。因此老後與老年健康也是需要性、愛情與戀愛。

有一節目以七、八十歲老人為訪談對象，詢問他們關於「老人與性」的問題，從訪談內容中，獲得的回覆有「性當然優先，就算老了也一樣」、「那是人生的樂趣，沒有的話，不論做什麼都會覺得無趣」。

我的父親目前高齡九十六歲，在他九旬的某一天，對話的結尾時總會說「男人如果認輸，就等於人生結束了」，這句話隱約展現出父親目前的性功能依然正常。麥克阿瑟將軍則是說過「老兵不死，只是凋零」，畢竟人類的三大慾望之一，就是性慾，年過九十歲者，只要好好保養，其能力就不會消失。

事實上，目前每十位老人中，就有四位是正享受於壯年時無法享受的性生活，性生活與年紀不一定呈現反比，只是老化原本就會降低自由勃起的次數、陰道的分泌物減少，造成陰道炎等等，但男女兩性本能的慾望或是感情，與老化完全無關。

性行為是衡量一個人精神健康好或不好的一道靈敏基準，所以性慾是一個人精神健康的標準。許多人一直存有對性慾與老化之間的錯誤迷思，認為老年人不應該有性生活，導致老人自然壓抑個人的情感。然而，人對於「性」的追求是人的本性，只是隨著年齡的增長，荷爾蒙多少會有所影響，造成性慾低落、或是身體自然的性能力下降。

根據韓國消費保護院[10]的調查指出，「六十歲到八十歲初期的老人，有六成以上擁有性生活」，周圍也可見老年人使用威爾剛的情況，顯示許多老人擁有完全不輸年輕人的老當益壯。

10 www.kca.go.kr，等同我國的行政院消費者保護會 https://cpc.ey.gov.tw。

然而，大部分有年紀的老人不論是基於周遭的氛圍、或是情緒上、身體上，都可能難以負擔性行為，所以有許多夫妻都僅是依賴簡單的身體接觸，也能維繫夫妻之間的關係，享受夫妻之間的交流。

檢視我們周圍那些有親密行為，享受夫妻間交流的夫妻有下列情況：

- 生活中自然的親吻。
- 在廚房做菜時，自然地從背後擁抱
- 互相按摩、搥肩。
- 幫對方梳頭、染髮。
- 在外活動時幫提包包，隨時都手牽著手。
- 洗澡時幫忙擦肥皂、搓背。
- 一同學習運動舞蹈，一起跳舞。

如此一來老人的性，可以是兩人有品味的互相扶持，透過簡單的親密行為，享受幸福的滿足感。

再者，對於六十五歲以上的長者來說，所謂性、愛情、戀愛，絕對不僅止於基本的性慾滿足，還包含透過溝通確認自己的身心依然存在，這一點相當重要。

根據研究指出，特別是代表肉體健康的健康性生活，能夠預防失智、緩解憂鬱症，同時藉由免疫物質的分泌可以讓免疫力提升，同時運動也可以緩解腰痛、牙疼、關節痛等等症狀，當然也能達到回春的效果。

因此，為了健康的生活，性生活對人類來說，是如同維生素一般必要存在，晚年要能開心享受，才能積極的享受晚年，健康到老。

健康存摺與生活品質

人生沒有不勞而獲，包含日常生活，以及健康方面，每個人都必須努力。

但看看周圍，雖然多數人都認為健康非常重要，但行為上卻不能做到健康的必須要件，而是選擇性的執行，輕忽這件事情。

不過，剩餘人生是想病殃殃、步履蹣跚，為周遭人帶來困擾，或是只能接受他人的同情與協助過活？還是想要無病無痛、有活力的健康享受人生？就取決於個人的意志與選擇。健康必須時刻注意、為自己著想，老天才會幫助我們，沒有努力維護而期待健康、或是放棄健康，健康運不但不會跟隨我們，連老天爺也會放棄我們。

根據新聞報導指出，高齡化社會的日本已經出現許多在未經本人同意之下，銀行難以許可失智症的家人代為領取金錢的案例，說明了金融資產的持續增加，造成日本經濟上不少負擔，像這樣在健康時自己所持有的金錢，不論是在罹患失智症也好，或是有限之年也罷，最後不過就是成為遺產。而這種情況不僅日本有，如今韓國的失智問題，也已經達到嚴重的水平[11]。

韓劇《一起生活吧》描繪家人之間的親情與有活力的相處過程，是一部備受喜愛的節目，但這部劇令人可惜的是女主角在中年過後就罹患失智症。

一路辛苦走過，終於成為成功企業家的女主角，只能短暫享受與舊時情人重逢與再婚的喜悅，就因為失智而導致認知能力下降，難以完整表達自己的意思，因而需要指定代為管理財產的「成年繼承人」。

這一段劇情內容讓所有觀眾直接感受到失智症並非他人的事，也可能會與自己、家

11 依據國際失智症協會（ADI）二〇一九年全球失智症報告，估計全球有超過五千萬名失智者，到二〇五〇年預計將成長至一億五千二百萬人。每三秒就有一人罹患失智症；目前失智症相關成本為每年一兆美元，且至二〇三〇年預計將增加一倍。依衛生福利部二〇一一年委託台灣失智症協會進行之失智症流行病學調查之結果，每五歲之失智症盛行率分別為：六十五至六十九歲百分之三・四、七十至七十四歲百分之三・四六、七十五至七十九歲百分之七・一九、八十至八十四歲百分之十三、八十五至八十九歲百分之二十一・九二、九十歲以上百分之三十六・八八，年紀愈大盛行率愈高，且有每五歲盛行率倍增之趨勢。以二〇一九年十二月底內政部人口統計資料，以及上述五歲分年齡層失智症盛行率計算，台灣於民國二〇一九年十二月底六十五歲以上失智人口有二十八萬七百八十三人。四十五至六十四歲失智症盛行率依據挪威於二〇一九年最新的研究為千分之一・六，估算台灣四十五至六十四歲失智症人口有一萬一千三百一十九人，加上六十五歲以上失智人口，推估二〇一九年十二月底台灣失智人口共二十九萬二千一百零二人，占全國總人口百分之一・二四，亦即在台灣每八十人中即有一人是失智者。

人息息相關，也因為這部電視劇，讓大家體會到失智是多麼可怕的疾病。

前述提及健康基礎沒有做好，擁有什麼都沒有用，不論你的投資理財能力有多優越，擁有一億、十億、一百億，或是擁有好幾個「〇」，只要最前面數字「1」消失，那就等於Zero（〇），也就是若將一當成是健康的話，沒有健康，就只能過上Zero（〇）的人生。

我的身邊有一位資產充足、絕對能擁有良好晚年生活的朋友，他的子女也都順利成長，沒想到在一次受傷後失去了健康，成為一位什麼事都無法自己動手自理的人，正如俗話：「久病無孝子」那句話一般，時間一久，子女開始藉口忙碌，最終被送到療養院，孤獨等死，而現在這樣的老人有日益增加的趨勢。

人生步入這一階段，與其活久一點，更希望身心都健康，身體沒有任何不便，不成為他人的負擔而生活著。曾在健身房聽到一群女生聊了一段與健康相關的玩笑話，她們說：「漂亮的女人贏不過有錢的女人、有錢的女人贏不過學識豐富的女人、學識豐富的女人贏不過健康的女人」。

再者，也有一句話「我一定要親眼看著你們一個個比我早死」，顯見沒有健康的身體，什麼金錢、健康、名譽通通都沒有用。能夠擁有健康的身體，就不會出現「遺失的十年」，而是「最後健康的十年」，人生能笑到最後的，才是真正的人生勝利組，所以年紀漸長更要關心健康存摺而不是資產存摺。

就算不是過著優渥的晚年生活，至少也要能過上基本食衣住行的生活，偶爾能去看看孫子、給孫子零用錢，就算不能出國，也能在國內旅遊，至少會有跟孫子一起去旅行的體力，身體健康無虞，這應該是所有老人共同的期盼。

若是以足球來形容人生，過去是平均餘命短、沒有前後半場的比賽的話，現在則是嚴格執行前半場與後半場，而今正是人生的第二幕，也就是後半場時間。前半場不論表現多亮眼，後半場若是罹患了癌症或是失智的話，就如同踢進烏龍（自殺）球一般，失去健康墮落成為人生失敗者，老年就會很辛苦。

如此一來，人生重要的時刻是後半場，老年幸福的決戰點，就是人生第二幕要活得健康、過得好。

療養院、養老院、福利會館、里民活動中心、塔洞公園、宗廟公園[12]等地，都能聽到老人們承受著病痛、痠痛、寂寞、貧窮等三重苦、或是四重苦的「遺失的十年」，在

12 塔洞公園與宗廟公園皆位於首爾鐘路區，是韓國老人經常聚集的地方。

人生最後的十年中，有五、六年都是這樣，最後男性在八十歲、女性在八十六歲時寂寞的離開人世，這樣承受著病痛與不便的老年生活，真的毫無意義，所以我們必須建立基本健康人生的晚年對策。

畢竟壽命延長了，但是若健康沒有到位，用光所有存下的錢，餘生只能這樣過日子，就無法期待有幸福的晚年生活了，因此要讓人生最後的十年達到平穩階段，才能稱得上是好的晚年人生，才是真正的先進國家。

因此，為了人生最後的日子，不至於成為「遺失的十年」，並非一定要準備危急時可用的資金、或是不動產之類的，而是就算少少的，也能如細水長流般的維繫著日常生活所需與健康的現金流。

年輕時，或許名譽、富裕是幸福的量表，但老年時，相較於金錢，健康才是幸福量表，因為擁有健康，才能擁有快樂、幸福以及成就感，畢竟拖著病痛的身體過日子，能有什麼意義、能有什麼幸福可言？

一般人會認為年紀大了，病痛就一定會相隨而來，但意外的是許多老人也與年輕人一樣注重自身的健康管理，所以他們的身體年齡比實際年齡小十五歲左右。

也就是年輕時注重健康存摺，即使到達七、八十歲，體力也不比四、五十歲的人還差，這些著重健康存摺的人有越來越多的趨勢，所以老人也要做好健康管理，才能健康幸福地度過人生的最後一哩路。

健康、治癒飲食與四季緊急儲糧

年紀漸長之後，獨居可能性增加，非常容易三餐飲食不正常，若持續出現不正常進食的情況，就可能導致免疫力下降，而容易罹患各種疾病。

老人若兩週左左水米不沾、或是無法進食的話，就會離世，特別是獨居老人容易在夏、冬兩季昏倒，所以才會有夏季要三伏貼的習俗，傳統上會有補身湯、人蔘雞湯、泥鰍湯、鰻魚湯等高蛋白質的飲食，作用是能消除燥熱以保護身體。

同樣的，體力不佳的老人絕對不可隨便吃，必須積極攝取身體所需的營養，三餐正常才可以。最具代表性的食物就是豆類製品，是上年紀的老人必須經常攝取的食物，豆類食品自古就被稱為「田地來的肉」，富含豐富的蛋白質，是名列超級食物第一名的長壽食物。

再者，豆類產品所含的蛋白質質量非常好，並且含有豐富的膳食纖維、多種礦物質、維生素，以及抗癌效果，對老人的健康非常有益，是老年人必須攝取的營養素。

健康、治癒飲食

- **恢復元氣的食物：**鮑魚、牡蠣、黑芝麻、鰻魚、泥鰍、河豚、豆類。
- **增強免疫力的食物：**甜椒、花椰菜、生薑、菇類、人蔘、紅蔘類、香蕉、柿子、水梨、葡萄、蘿蔔、牡蠣、茄子、洋蔥、甜南瓜、紅蘿蔔、玉米、番茄、各種發酵食品。
- **預防癌症有效的食物：**大蒜、茄子、番茄、水梨、椰子、洋蔥、蘋果、地瓜、高麗菜、海參、花椰菜。
- **消除壓力有益的食物：**馬鈴薯、蕃薯、玉米、香蕉、鮭魚、鮪魚、海帶芽、海帶。
- **消除慢性疲勞的食物：**梅子、草莓、奇異果、蘋果、橘子皮、葡萄番茄（聖女小番茄）。
- **感冒初期可以守護健康的食物：**生薑、桔梗、木瓜、菊花、蘿蔔、水梨、蜜柑陳皮、紅茶、食用醋。

- **消除失眠有益的食物：**梅子、桑椹、核桃、棗子、香蕉、鳳梨、番茄、奇異果、枸杞、薏仁。
- **針對沙塵暴或是各種重金屬的解毒食物：**涼粉[13]、桔梗、大蒜、蘋果、水芹、海藻類、大醬、豆芽、黃豆芽、五花肉、綠藻、蜂斗菜。
- **對大腦好的食物：**馬鈴薯、黑芝麻、堅果類、雞肉、棗子、紅肉魚、海帶芽等海藻類、高粱、牛奶、起士、蛤蜊、蟹肉、牡蠣、菠菜、豆類、南瓜籽、雞蛋。
- **精力好的食物：**牡蠣、蝦子、大蒜、生薑、鮪魚、番茄、黑芝麻。
- **消化好的食物：**大麥、蘿蔔水、橘皮。
- **顧胃整腸的食物：**地瓜、香蕉、蘿蔔、高麗菜、馬鈴薯、花椰菜、蘋果。
- **對皮膚美容好的食物：**地瓜、鮭魚、奇異果、向日葵籽、茶。
- **世界十大超級食物：**杏仁、藍莓、花椰菜、南瓜籽、黑豆、羽衣甘藍、燕麥、

13 橡子澱粉製成的涼粉。

橘子、鮭魚、優格。

- **世界五大健康食品：**印度的紅扁豆（曬乾的豆類）、日本的納豆（豆類發酵）西班牙橄欖油、希臘優格（牛奶發酵）、韓國泡菜（發酵食物）。
- **健康長壽食品：**世界最有名的長壽村村民的特色大多攝取納豆、起司、優格、泡菜等發酵類食品，這正是他們長壽的祕訣。

四季緊急儲糧

- **春、秋：**一天攝取堅果類一包或是香蕉、馬鈴薯（堅果類富含鈣質、蛋白質、維生素E、Omega-3脂肪酸、膳食纖維，是食品界優異的長壽食品；馬鈴薯則是含有必需胺基酸、維生素C、鉀、鈣、磷等大量的營養素，可說是土壤來的補藥，是非常不錯的健康點心）。
- **夏季：**人蔘、泥鰍湯等蛋白質食品，以及香蕉、葡萄乾、玉米等（葡萄乾含有鐵、鎂、鉀等礦物質與維生素B，特別是抗氧化效果卓越，保存攜帶方便，可以視為緊急糧食；玉米含有豐富的膳食纖維，可以改善便祕，而且含有牙齦治療成分在內，對口腔健康有益，汆燙後食用的話，抗氧化成分會更高，堪稱夏季最健康的零食）。

- **冬季**：巧克力或是巧克力棒、蜂蜜加肉桂粉[14]、地瓜（巧克力七十五克可以提供的能量，與一碗飯相似，適合成為冬天的緊急糧食。超過一百歲的長者的共通點都是喜愛攝取巧克力原料，也就是可可，可可富含有多酚成分，是很好的抗氧化產品，也是標準的健康飲食；地瓜向來就在冬季守護著我們的營養甜心，含有維生素A與C，以及抗氧化成分，可以預防癌症）。

14 醫學研究已經證實肉桂和蜂蜜的功效。肉桂含有抗氧化物，具抗菌和抗發炎效果，加速傷口癒合，同時具有改善人體代謝症候群的功用。蜂蜜則含有豐富的抗氧化物，還可防止細菌感染，抑制咳嗽並強化免疫系統。可是網路流傳的蜂蜜肉桂能治感冒、青春痘、緩解消化道症狀、用以按摩關節可紓緩關節炎疼痛等，則尚未獲得確切的科學實證。

Part 2

無病長壽的13個健康訣竅

健康祕訣1

運動

健康與運動之間具有密不可分的重要關係，特別是百歲時代，必須要健康才能保障晚年生活，才不至於走上臥病在床的晚年生活。

現今已正式踏入高齡化社會，不僅高齡者人數增加，高齡患者人數也相對增加，幾乎每一個家庭都會面臨老人療養院的問題，顯見許多人的晚年都是在療養院度過，最後進入重症病房，承受幾週的苦痛之後離世，而家人在這段期間可能會失去耐心、失和、爭執，同時療養院與醫院的費用也是一筆不小的負擔。

人們都希望無病長壽。長壽不難，但無病卻相對困難，因此運動是無病長壽、安享晚年的必須要件，再者，若要說奇蹟般生存的癌症患者與長壽者的共同點之一，就是運動，因而我們必須理解運動的重要性。

不論是根據研究機關的發表結果，或是環視周遭，都能知道規律運動的人罹患癌症的機率低，這是因為運動能夠讓身體具有柔軟性與增加氣力，心血管也能健康流動。

再者也具有減重與降低血壓等效能，對於身體有正面的影響，更不用說運動最棒的影響就是精神會變好，換句話說，運動可以獲得快樂和精神上的活力。

我們常說「無病長壽」，但近來這句話越來越不符合現今社會，若過於自信身體無病而不好好保養，進而放鬆警戒的話，當病魔找上門之際，就是難以挽回的病況，無法與病魔奮戰，只能在醫院度過人生最後階段。所以有一、兩項病痛，反而會認真運動、用心保養身體，進而長壽，所以出現「一病長壽」的說法。

其實，健身俱樂部、公園、前山、後山等地，能見到不論刮風下雨、下雪，四季都固定前往運動的人，多數都是生過病的人。又據研究顯示，長大成人之後，運動一小時，比多睡一小時還有用。

目前男性成人一天約走三千至四千步，但一天應該要走約一萬步到一萬五千步為佳[1]，若低於上述步數的天數一多，免疫力會下降，也容易增加罹患心臟病、糖尿病等

1 依據美國大型的全國長期追蹤研究發現：老年人每日步行四千五百步已可顯著降低百分之五十死亡率，達七千五百步左右可獲得最佳效果（降低百分之六十五）。相同的情形也出現在日本和英國的高齡者研究：每天步行約

代謝相關疾病的危險。

因此，可以嘗試走山路、步行環山步道，或是爬山，到海邊走走，若體力與金錢、時間都沒有問題的話，也可以出國走走，像是世界最美麗的山林步道——紐西蘭米佛步道（Milford Track）、尼泊爾的喜馬拉雅山步道、西班牙朝聖步道、南美印加古道（Inca Trail）、九州天空步道等都很值得探訪。同時請務必謹記，每天三餐正常與每天至少走一萬步的運動，就是健康最好的補藥。

運動對於老年人健康最重要的關鍵，是可以增加老人的肌力與肌耐力，因為肌肉在四十歲過後，每年會減少百分之一以上，到了八十歲之後，至少會少掉肌肉量的百分之五十，肌肉減少的話，就難以維持抵抗病源的能量。

強化肌力是老年健康與行動力的關鍵，五十多歲到六十多歲起，運動的重點是肌肉運動，目的是強化肌肉。其中，強化下半身運動是最重要的關鍵，下半身運動能強化大腿的力量，達到預防疾病，維繫生活品質的要求。同時，為了強化肌肉，蛋白質的攝取與肌肉運動同等重要。

七千步以上，可降低死亡風險至少百分之五十以上。

年紀漸長之後，若下半身虛弱，會導致很大的問題，當下半身肌肉量減低，會容易跌倒，小小的衝擊就可能導致受傷，若是骨質疏鬆症的患者，更容易因傷而喪命。

大腿肌肉是我們身體肌肉中最容易儲存糖分與促進代謝的地方，所以老年人這一部位越發達，就算是攝取相同營養素，也更能夠維持長久的體力。

增進大腿肌肉最簡單的方法，就是日常生活中能做到的步行與跑步，年紀略大時，走路是增進大腿肌肉最好的運動，若能將走路運動與山林浴結合的話，效果會更好。

若要說世上平均餘命最長的職業，就是牧童，為什麼呢？因為他們待在空氣好的地方，每日都有適當的運動，不論是工作、還是運動，總之是脫離不了固定運動，牧童居住在游牧地區，多數都位於海拔七百公尺左右、空氣良好的地方，他們不需要劇烈運動，每天重複著帶牲畜上山、下山的行為，可說是生活上就具有步行運動的基礎，所以身體健康。

再者，長壽者的腳上多半都長有雞眼或是繭，這是他們確確實實走了許多路的證明，以五十歲為基準的話，越晚開始走路，就會越早離世的說法也不假，還有走路速度過慢的人，也容易早逝。因此，最好是比一般步行稍快，一分鐘約一百二十步、微喘但仍可以交談的程度，對心臟以及血液循環好，對於增進大腿肌肉也相當有利。

游泳或是騎自行車這類對於膝蓋傷害較小、同時又可以強健下半身的運動，也非常適合年紀稍大的人，我個人就會在有空時走路，每天都會爬後山的山路，使用山腰的運動器材，週末不是去登山就是騎自行車，認真的強化肌肉。

進入百歲時代之後，騎馬也成為晚年階段，備受關注的運動，這是因為年齡增加容易導致代謝率不足、肌肉量下降，而騎馬剛好可以平均發達肌力，是一項極佳的運動。

健康祕訣 2

睡眠、失眠

睡眠不僅對身體好，同時也能讓大腦與心理獲得充分休息，因此睡眠質量越好會越健康。睡眠品質較不好的人，其特徵是會胡思亂想，所以失眠症的治療，通常會先努力於安定心神，使人不胡思亂想。

困擾於失眠症的人，目前約占人口的三分之一，這是一項常見的睡眠疾病，再者，失眠症造成無法入睡，會引發許多健康上的問題。

換句話說，因為失眠症引發的睡眠不充足，會讓免疫力下降，增加感染疾病與罹患癌症的風險；相反的，不論在何處，只要是稍微靠著或是躺下後馬上可以入睡的人，其睡眠品質較好，也就具有更好的健康條件。

不過，六十五歲以上的老人，多半都會有睡眠障礙的問題，但其中需要治療的人約占百分之一左右，多數人都只是輕微的症狀。

就如同年齡增加，會改變飲食習慣、性格，以及周邊環境一般，睡眠習慣也會改變，睡眠習慣改變的最大原因是每日規律行動有所改變，造成身體節奏加快。

白天身體的節奏是藉由活動讓身體甦醒，到了晚間能夠安穩的入睡，這是人體的一種調節時鐘，藉由荷爾蒙的分泌，在白天協助活動、晚上協助入眠。褪黑激素在傍晚開始上身，到凌晨濃度到最大值，所以必須早睡才能在適當的時間分泌，可是當身體的節奏加快，就會阻礙褪黑激素的分泌。

再者，老人睡眠習慣的改變，與活動量降低有關，身體少動就不需要長時間的休息，所以造成總睡眠量降低，且一旦醒來就會難以再次入睡。

然而就算時常出現半夜醒來而無法再次入睡的情況，也不代表健康就會出問題，也就是若有睡滿四到五小時的話，也足夠恢復疲勞，只要身體不疲勞就能正常運作，反而是擔心失眠的行為，才會造成失眠症狀加劇，因而需要治療。也就是說，過於執著於無法入睡，或是因無法入睡而產生負面情緒的影響，才是導致失眠惡化的主要原因。

因此，對於老人來說，失眠不是一件嚴重的事情，但若中、壯年或是年輕人的話，就可能會引起其他疾病，所以需要特別注意。

快速入眠，睡眠充分，就能解除任何情況的疲勞，增加褪黑激素與生長荷爾蒙等身體機能所需的荷爾蒙，對健康有益。

但研究調查指出，因為夜班等影響睡眠的情況，會改變生活節奏、造成壓力，容易引起睡眠不足，導致褪黑激素生產不足，免疫系統異常，增加罹患癌症的機率。

美國波士頓大學醫學院丹尼爾博士的研究小組，針對睡眠時間是否對致命率造成決定性的影響，發表了一項研究調查結果。研究結果顯示睡眠時間過多、或是過少的死亡可能性皆高於睡眠七到八小時的人。

那麼為了好眠，基本需要遵守睡眠衛生與消除失眠方法如下：

- 遠離時鐘或電視。
- 遠離咖啡等含咖啡因食品。
- 睡前喝杯暖茶與牛奶。
- 遠離極差的睡眠劑——酒。
- 嘗試冥想與睡前催眠法等。
- 嘗試胸下保持溫暖、胸上偏涼。
- 讓房間黑暗與安靜。

- 使用可以讓人體壓力平均分布的床墊。
- 睡前一小時做輕運動。
- 屏除雜念、清空思緒。
- 使用適當高度（六至八公分）的枕頭。
- 嘗試腳尖相碰，或是躺下時手腳舉起後馬上放下的放鬆療法。
- 每日睡前沖澡或是半身浴。

還有日間午睡、午休也可以消除失眠，對精神健康有益，許多學者認為三十分鐘左右的午睡，能夠「為腦部活力注入一股營養素」。

享受十五到三十分鐘的午睡，提高工作效率、增加精神健康，所以當年紀漸長時，為了補充失眠而導致睡眠不足時，可養成短暫的午睡習慣，就能夠補充睡眠了。

健康祕訣 3

體溫

一般人時常使用體重機，但體溫計卻多半只有患者才會使用，現在馬上量量看自己的體溫吧！人們都覺得自己的體溫正常，但意外的是低體溫的人其實不少，那是因為不喜歡運動、又愛吃生冷飲食以及吹冷氣的關係，導致身體以及周遭環境偏冷的緣故。

長壽國家第一名的日本人，多數都保有讓身體保持溫暖的習慣，擁有每日睡前、或是早晨醒來後泡澡的健康生活習慣，以維持身體的健康。日本的泡澡文化是每日進行半身浴，促進血液循環與提高體溫的個人努力，以及日本政府倡導「運動一生」活動，帶起各地區老人的「健身潮」，一起鍛鍊身體，提高體溫與強化免疫力以守護健康，皆被認為是日本人長壽的祕訣。

我們的日常生活中，常出現「好冷」、「好熱」、「發燒」等與體溫有關的詞彙，知道自己的體溫，就會知道自己的生活方式，因此不論是患者或是一般人，都必須定時測量自己的體溫。

測量體溫的方法，有將電子體溫計放入肛門、舌下、腋下，以及耳內，共四種方法，於測量體溫後，會發現體溫維持在正常三十六・五度的人，並不多。

生活較具活力的人，體溫多位於三十六・八度，反之，生活較不具活力、或是較悠閒的人，多數都維持三十六・五度的普通體溫，而多數疾病疑似都是在體溫低的狀態下發生，此時的體溫多數都未達三十六度。

我們透過生命徵象（vital sign）來確認身體是否健康、正常的運作，所謂生命徵象是血壓、脈搏、呼吸、體溫，不論是到急診室、或是手術前，都必須先確認這四項，而生命徵象當中，體溫與健康生活有密切關係。

根據體溫相關的研究顯示，體溫維持在三十六至三十七・五度時是最健康[2]，若落在三十五至三十六度之間時，就算不是當場有問題，也可能是潛在型的患者，長期看來確實可能會出現疾病。這是因為體內進行代謝所需的最少活動減低，或是營養素無法確

2　體溫過高或過低，都會影響酶的活性，身體體溫偏高，注視是否是身體出現發炎、感染的體溫偏高，甚至發燒。

實在體內運作之故。

體溫每低一度，免疫力就會下降約百分之三十，擔任免疫責任的淋巴球減少，造成免疫機能惡化。相反的，若體溫上升一度，就會開始流汗，免疫力會增加五到六倍，所以一天當中流汗一、兩次為佳。

運動會使用到肌肉，讓身體發熱造成體溫上升，加速血液循環，然而當身體活動量不足時，身體就不會發熱，會常處於低體溫的狀態，這樣血流障礙就會出現，因而可能罹患疾病。

當我觸碰患者的手時，大多可發現他們的手偏向冰冷，另幫癌症患者量測體溫時，也發現他們多數比正常的體溫還要低。相對的，平時多運動，會讓體溫上升，增加血液循環，進而提高免疫力，所以不易罹患疾病。

因此，年紀漸長要養成每日喝杯熱茶、沖澡的習慣以提高體溫，再者可時常泡澡、足浴、半身浴、溫泉，或是定時走路、騎自行車，讓身體保持溫暖，如此一來，不但對睡眠有益，也能提升免疫力，遠離低體溫，我們若能保持讓體溫上升的生活習慣，就能期待一個有活力又健康的晚年生活。

健康祕訣4

礦物質與缺乏礦物質會導致的疾病

礦物質，是指除了製作有機物質的碳、氫、氧、氮以外的其他元素通稱，英文為「mineral」。

礦物質在我們體內約占百分之四左右，量相當少，但礦物質是我們人體細胞進行正常代謝時所需的營養素，與蛋白質、脂肪、碳水化合物、維生素並列五大營養素，最具代表的是鈣、鎂、鋅、錳、鉻、鉀、硒、鐵等超過七十種礦物質。

若我們體內礦物質不足，就算有很多的蛋白質、碳水化合物、脂肪以及維生素，也沒有用處，因為礦物質是調節成長所需的生理機能，將蛋白質、碳水化合物、脂肪轉換成能量，以及促使維生素被身體吸收的角色。

身體不會自動合成鎂，所以需要從食物中攝取，但近來人們蔬菜攝取量偏少、食用精緻碳水化合物為主的生活習慣，造成礦物質攝取不足的人日漸增加，因此不論是一般人、或是年紀大的人，都需要不偏食的均衡攝取肉類、蔬菜、海鮮來獲取適當的礦物質。

不論是哪一項重要礦物質，若顯著不足時，會造成疾病。當年紀漸長，礦物質不足時會出現的症狀，以及哪些食物含有較多礦物質的說明如下：

鈣（減低骨質疏鬆的礦物質）

鈣是體內含量最高的礦物質，不僅位於骨頭，血液組織也含有鈣，有助於血液凝固，心臟跳動，協助肌肉收縮等功用。

鈣質不足時，容易抽筋，特別是停經後缺乏鈣質的情況，出現骨質疏鬆症的危險會增加兩倍。另外，過度攝取咖啡因、酒精的人，也是容易缺乏鈣質的族群。

可以透過芹菜、芝麻葉、牛奶、小魚、花椰菜、菠菜等補充鈣質。

鎂（預防生長疾病的礦物質）

鎂在承受壓力時容易耗損，因此承受許多壓力的上班族、學生很容易缺乏。充分的鎂可以緩和血管與肌肉收縮，預防心臟疾病，當鎂不足時，容易出現眼皮沉重與偏頭痛。

再者，鎂能均衡自律神經，產生能量，所以當鎂不足時，容易偏頭痛，且與多種慢性病有關，如第二型糖尿病、高血壓等。

菠菜等綠色蔬菜、香蕉、甜菜，以及香菇，皆含有豐富的鎂。

鋅（天然補藥的礦物質）

鋅是男性前列腺、精液、精子的成分之一，堅持吃素的人，多數缺乏鋅，而缺乏鋅易導致傷口不易癒合、容易陷入憂鬱症、免疫力下降，因此攝取不足時一定要進行補充。

含有鋅的食物有紅肉、南瓜、蛋黃、豆類、牡蠣等。

錳（對恢復疲勞有效的礦物質）

錳不足時會讓疲勞纏身，而錳不足的狀態若長期持續，可能產生動脈硬化、耳鳴、肌肉骨骼疾病。

核桃、松子、花生等堅果類食品，含有豐富的錳。

鉻（預防顫抖的礦物質）

鉻協助胰島素正常運作，降低血液中膽固醇的濃度，預防動脈硬化、腹部肥胖。當鉻不足時，可能突然發生暈眩、手發抖，而只吃白米飯的人容易出現鉻不足的情況。

糙米等穀類，就擁有許多鉻得含量。

鉀（提升大腦機能的礦物質）

鉀是排除鈉，讓體內水分保持均衡，並且調解酸鹼值，以及調整肌肉運動、血壓、心脈等。若鉀不足，可能產生肌肉抽筋、口渴，若缺乏持續，可能會引發心肌痲痺、中風、心律不整等。

香蕉、番茄、酪梨、蔬菜類、水果類含有大量的鉀。

硒（可以吞噬癌細胞的礦物質）

硒可提高體內抗氧化的機能，防止老化，保護細胞免受自由基的傷害，與抑制癌細胞，且是對於所有癌症都有效果。當硒不足時，心肌麻痺的危險性就會提高，相反的，若硒過高，手指甲與腳趾甲可能會容易裂。

含有硒的食物有花椰菜、大蒜、杏仁、葵花籽，特別是富含硒的巴西堅果，更是受患者的喜愛。

鐵（對血液循環好的礦物質）

鐵是製造紅血球的成分，當鐵質不足時，血液流動性變差，細胞供應的氧氣量就會下降。含有鐵質的食物有菠菜、山蒜、高麗菜、蝦子等。

礦物質是人體必須的重要營養素，當礦物質不足時，容易提高癌症等疾病的發病機率，所以我們必須理解這一事實，並積極透過飲食或是保健食品均衡攝取礦物質[3]。

3 雖然某些礦物質不足，可能增加一些癌症罹患機率，但是目前所有的研究都發現，補充礦物質，並不能減少癌症的發生。

健康祕訣5
維生素C、D、E

目前在先進國家掀起一股維生素的熱潮，但食用維生素，並非是為了預防維生素缺乏之症，而是預防老化、成人病，以及增進活力。目前已知維生素C、D、E等是當活性氧物質（ROS）造成我們體內細胞損壞過程中，可以阻止氧化的抗氧化物質，有助於預防老化與癌症，增進免疫力。

特別是現代人經常不吃早餐，又常外食、聚餐、飲酒等，容易造成營養不均衡，所以必須攝取維生素C、D、E，但攝取過量又會具有毒性，容易引發副作用，所以必須注意。

維生素C是協助人體各處機能的重要必需營養素，不僅可增強免疫、弱化活性氧化物，達成抗氧化作用，也可以抑制致癌物質。

維生素C不足時，被各種疾病纏身的機率就會大增，也有危害生命的可能。再者會讓牙齦腫脹出血，導致牙齒開始掉落，容易罹患壞血症、食道癌、胰臟癌、腸癌等等疾病。

人體無法自行合成維生素C，因此需要多攝取綠色蔬菜與水果，蔬菜中甜椒、花椰菜、菠菜、蓮藕、馬鈴薯、蘿蔔等都富含維生素C，水果中則是奇異果、檸檬、橘子、蘋果、柿子、水梨、水蜜桃、葡萄等含量特別豐富。

眾所皆知，韓國目前約有百分之九十的人都缺乏維生素D，維生素D可以透過曬太陽形成，協助生成身體骨骼。人體能自行合成最多維生素D的時間是每年的五月到七月之間，最少是冬天，因為冬天時，能夠合成充分維生素D的紫外線無法到達地表[4]。

再者，不論是孩童或是成人，野外活動時間都相對不足，又因抗拒紫外線而塗抹許多阻絕紫外線的產品，使得缺乏維生素D的人每年持續增加中。

缺乏維生素D時，身體會出現許多問題，鈣和磷會無法被體內吸收，造成骨骼惡化，可能會增加罹患前列腺癌、大腸癌、乳癌、食道癌等的風險，死亡的危險性也因此

4 在台灣，根據全國營養調查發現其中超過百分之六十六的民眾是缺乏維生素D，只有不到百分之二的民眾體內血清維生素D為充足，因此國人在維生素D的營養狀況也有極大的改進空間。

大增。

根據美國各大學研究小組的流行病調查結果顯示：「曬太陽會讓體內合成維生素D，能促成抑制腫瘤細胞生長的荷爾蒙產生變化」，換句話說，當抑制了腫瘤細胞發展時，不僅能達成預防各種癌症，也可預防失智。因此，冬天也要多曬太陽，同時透過食物或是營養劑補充維生素D。

根據二〇一四年國際癌症研究機構（IARC）發表指出，韓國人罹患癌症的比率（每十萬人有四十五位）是世界第一，醫學界認為，這是因為室內活動過多而缺乏維生素，以及攝取過多高脂肪的五花肉、炸雞等導致[5]。

維生素D含量多的食品有魚肝油、香菇、蛋黃等，不過透過飲食攝取的維生素D的膽固醇數值過高，所以醫生都會建議一般缺乏維生素D的患者可以服用液態維生素D「SunnyD drops」或是「SunnyD錠」的補充營養劑。

另外就是維生素E，也稱為生育酚，維生素E可以阻止體內脂肪組織的累積，讓活

5 衛福部國健署發布二〇一七年新發癌症人數十一萬一千六百八十四人，比較男性與女性新癌發生人數，男性有五萬九千二百九十七人，每十萬人口約三百三十五・七人發生癌症；女性有五萬二千三百八十七人，每十萬人口約二百八十一人。

性氧物質減少，補強免疫力功能。再者，維生素E主要分布在細胞膜表面的磷脂質、血液中的脂蛋白和腎上腺中，讓人體遠離有毒物質或是在保護富含脂質的組織免受自由基的侵害，中和毒性氧，產生抗氧化作用，同時也可以預防癌症、心血管疾病等，以及延緩老化。

富含維生素E的食品有豆類、花生、玉米、葵花籽油，以及各種堅果類，尤其是與癌症奮鬥的患者與老人，特別需要留意維生素C、D、E的攝取。

健康祕訣 6

水

水是健康的必需品，比補藥還重要。身體不好就想要找補藥的人很多，但意外的是，水是絕無僅有的補藥這件事，卻很少人知道。

咖啡一類的飲料可有可無，但水卻不是可以選擇，而是健康必需品。人體缺乏水時，身體機能會下降，使得體內廢棄物無法排出，導致身體毒素累積，使各種病痛纏身。

根據世界衛生組織（WHO）指出，各類疾病的百分之八十以上，都與水有關，再者學界也都認為缺乏水分，會提高各種癌症與流感的感染率，對健康與治癒產生直接的影響。不論何種飲食，只要過量都會有害，然而若完全不攝取就會有害的只有水。

從美國有名的福瑞德・哈金森癌症研究中心（Fred Hutchinson Cancer Research

Center）研究結果看來，相較於一天喝兩杯水以下的人，喝四杯水以上的人罹患大腸癌的機率少了一半。

水是活水，也就是生命之水，與自來水、煮沸水，或是在水裡添加色素、砂糖與防腐劑的飲料不同，因此，我建議年紀大了之後，盡量不要喝咖啡之類飲品等的不好的水，要喝生命之水，也就是儘可能要喝生命之水的礦泉水。

煮沸水沒有生命力，所以沸水無法守護健康，就像給予花草煮沸水時，他們就無法活命、給予魚缸煮沸水，魚缸中的魚就會死亡，對人體也一樣[6]。

特別是家中有老人、或是患者，應該要多購買含有礦物質成分的礦泉水，或是設置淨水器為佳。引用乾淨的水、活水，比服用其他解毒劑還重要，需要儘可能的飲用含有礦物質的水。

所謂健康的好水，是指天然礦物質成分均勻融入水中的水，位於山谷的世界長壽村居民所飲用的水，就含有豐富的礦物質，相較於地表水或是地下水，因為在岩層水、火山岩層水中，均衡含有鈣、鎂、鉀、二氧化矽等四種成分，所以可以健康長壽。另一方

6 在台灣地區山泉水的水質是否乾淨？有無農藥殘留？是否遭受重金屬汙染？等問題都令人擔憂；另外，市售瓶裝水琳瑯滿目，可存在著瓶子PET材質，若遇到高溫，釋放出塑化劑的危險，因此建議飲用水還是要煮過再喝。

面，濟州火山岩層所流出的水，含有豐富的釩，對於改善糖尿病、增進免疫力的效果也很好。

再者，我們常說的藥水[7]或是泉水，被視為「好味道的水」，是因為這些水中含有適量的鈣與鉀、矽酸。

每日的飲用量，會依據每個人身體條件，以及每天工作的性質不同而有所差異，不過基本上成人一天所需的水大約是兩公升，而身體每日排出的水量為肺呼吸約六百毫升、汗腺所排出約五百毫升、大小便約為一千四百毫升，基本上每天什麼都沒做就會失去約二千五百毫升的水分。

一般而言，透過飲食的攝取，能在體內製造約五百毫升的水分，所以才會說每日必需補充的水分為約二千毫升。

特別是常流汗、或處於乾燥處工作的人，需要喝更多水，才能讓呼吸順暢，同時也可解決便祕的問題，充足的水分能促進腸運動，不給致癌物質活動的機會，因此，必須將水當成是藥飲用，就如同喝了水會不斷抽高的稻田，旺盛活動的人體細胞，當然也需

7 韓國會稱呼山泉水為藥水，將山泉水視為藥的一種。

要多喝水。

喝水的方式也很重要，一次喝太多，會讓大量的水壓在腸胃處，對腸胃不好，因此可採取不讓腸胃負擔過重，分次少量飲用的方式為佳。

那麼，對生命體來說，最有利的水又是哪種水呢？美國航空暨太空總署（NASA，National Aeronautics and Space Administration）經過長久的研究結果顯示，對生命體最有益的水，是植物體內含有的水量，所以西瓜、椰子水的水，也就是透過植物的根部、莖部組織過濾的水，是生命力最旺盛的水、也是對健康影響最深的水，每年春天的二月到四月初，由白樺、楓樹科萃取的汁液水，也是有益的水。

這一類的水，是維持身體健康不可或缺的重要因素，因此年紀漸長，儘可能要多喝對身體好的好水。

健康祕訣7

茶

茶是摘取茶樹的嫩葉，經過加工的飲品。

茶，依據發酵的程度，可以分成新鮮摘取後烘炒而成的綠茶、半發酵的烏龍茶、完全發酵的紅茶，其中需要多喝的是綠茶。

《紐約時報》於二〇〇二年將綠茶選為十大健康食品之一，因為綠茶所含的兒茶素成分，有阻止老化的功效，同時對於皮膚美容與減肥有益。近年來也有研究結果顯示綠茶含有抗癌的皂素（saponin）。

茶是伴隨人類歷史最長久的飲品，不僅可以緩和冬日裡受凍的身體，也能夠攝取飲食中難以獲取的健康成分，對健康有益。特別是茶的味道不具強烈的刺激性，可以品嚐其酸、甜、苦、澀味，不僅容易入口，更能活化大腦，增強大腦的組織力。

茶療法是指以飲用茶或是品茶香的方式，讓身體獲得治癒，也就是利用植物營養素，提高身體治癒效果的療法，雖然不比直接攝取該植物的效果好，但若固定飲用幾項具有藥效的植物萃取汁液時，對於預防或是緩解疾病確實是有用處，特別是食用會產生負擔、或是料理過程相當繁瑣的植物，是取用方便的途徑。

有效的茶療法有兩種。

第一、飲用時，將茶葉浸泡於水中，會產生提高免疫力的抗氧化、有機酸成分。可以選擇對預防感冒、緩解宿醉、恢復疲勞等效果的茶，以一杯馬克杯的份量，每日飲用三次，固定飲用三個月過後，就能見到效果。

第二、將茶葉放置鼻前，聞其茶香味。其實在澳洲，也會在罹患感冒時，於裝盛熱水中，滴入幾滴萃取的尤加利葉精油，覆蓋上毛巾，再用鼻子吸取其蒸氣，對於治癒感冒有效果的說法。

利用茶香味的療法，就是利用茶、或是植物隱約的香味，進行茶治療、或是香味療法，可以讓我們疲憊的身心獲得安定。

再者，可以作為烹煮健康茶使用的植物，也就是花草（藥草）的種類繁多，雖然不同種類有不同效果，但基本上花草茶皆含有對健康有益的成分，這些成分會經由嘴↓食道↓胃↓小腸↓大腸等消化器官，被身體吸收後，與血液一同走遍全身，可活化細胞與臟器，具有正面的效果。

若說到有助益的茶飲，有能預防感冒的洋甘菊、薄荷、玫瑰果（rose hip）、生薑茶；甘草、刺五加茶可以恢復疲勞；而蒲公英茶能協助解除宿醉，洛神花茶可防止皮膚老化、梅子茶能治療腹瀉與便祕，以及預防食物中毒；還有柚子茶可治療關節炎、神經痛，也有易於消化。

人蔘茶有抗氧化功能，可預防老化；玉竹茶是慢性疲勞最好的藥膳；牛蒡茶對中風、減肥有效果；菊花茶性寒，具有散風熱之功效、對高血壓有效，同時也能增加免疫力與防止老化。

柿葉茶可增進免疫力、具有抗癌效果；桑葉茶有抗氧化功能，協助排除體內重金屬、預防糖尿病；南非國寶茶具有豐富抗氧化成分，可以改善睡眠；而薰衣草茶可以改善失眠。

特別是生薑茶，可以暖身並提高免疫力；肉桂茶的抗氧化成分也相當優異。在薑茶、肉桂茶中加入一湯匙蜂蜜，可以兼顧香氣、味道以及養生治癒力，比咖啡好，建議年紀漸長者，能多多飲用上述維護健康養生的好茶。

健康祕訣8

蜂蜜

蜂蜜是人類古老的天然營養保健品，常食蜂蜜能延緩衰老，延年益壽。歐洲傳統上將蜂蜜、花粉、蜂膠、蜂王漿、蜂針視為重要的基礎藥品之用，特別是紐西蘭生產的麥蘆卡（Manuka）蜂蜜具有卓越的抗菌、治療成分，對於抑制幽門螺旋桿菌（Helicobacter pylori）有顯著的功效。

我幼年時期，蜂蜜是不可隨意服用的珍貴產品，只有稀客來訪、感冒而無法進食、肚子痛、舌頭長東西時，才有可能服用。

蜂蜜被視為神的飲食、大自然給予的禮物。時至今日許多長輩依然會想起年糕沾蜂蜜食用時，那份專屬蜂蜜的香甜與花香味，以及貧乏過往的那份陳年舊氣息。

當人們感受到寒冷時，蜂蜜也能提供暖身的功效，飲用熱的蜂蜜茶是快速提升體溫的方法之一，蜂蜜性質偏熱，主成分包含我們常用的葡萄糖與果糖，能夠快速補充體內的熱量。

因為砂糖是雙糖類，若要轉換成能量，需要經過代謝過程，但單糖類的葡萄糖與果糖形成的蜂蜜，可以即刻吸收，所以能夠快速轉換成能量。

但有人會因為蜂蜜偏甜，認為與砂糖一樣是對人體不好的飲食，其實砂糖是從蔗糖或甜菜糖中萃取後經過精緻的產物，進入體內後，需要分解為人體易吸收的型態，在這一過程會消耗骨骼與其他組織的鈣、維生素與礦物質，從結果看來會成為人體正常運作的負擔，同時增加卡路里，是多吃會發胖的原因。

另一方面，大家都知道蜂蜜是蜜蜂採食花蜜，作為其糧食儲存之物，一般工蜂最遠可以飛至遠離蜂巢四公里之處，一天平均出勤四十五回，一次可以獲得三十至六十毫克的花蜜，所以蜜蜂為了收集一公克的蜂蜜，需要歷經數千次、採集數千朵花的花蜜，所以每每都覺得我們能如此輕鬆的食用蜂蜜，有點對不起蜜蜂。

再者，蜜蜂不是載著蜜飛，而是利用吸管造型的嘴巴吸入體內儲存，回到家後再吐出，這一過程會讓蜜混合著蜜蜂的口水，因而轉換為具有消化酵素作用的成分。

蜂蜜是先經過蜜蜂第一階段反芻消化的物質，所以我們服用時不需要經過任何分解過程，即可被人體吸收，不會讓身體有所負擔，有益於消化能力較差的患者、或是老人的消化，是蜂蜜比砂糖更健康的原因。

再者，蜜蜂所製造的蜂蜜混合花粉，含有多樣豐富的營養素，若因年紀關係而在冬日裡感到寒冷時，可以將蜂蜜加入茶中飲用，能迅速讓身體暖和，防止免疫力下降。

或是沒有食慾、吃不下飯時，或因嘔吐、腹瀉而感到無力時，可以飲用蜂蜜茶，即可快速恢復，特別是沒有胃口時，想吃點甜食時，可以以富含消化力與營養素的蜂蜜取代砂糖，對於患者而言，是最佳的營養劑。

檢視蜂蜜的功效，因其含有葡萄糖、果糖、澱粉、脂肪、蛋白質、酵素、鐵質及各種維生素、有機酸，有預防高血壓與動脈硬化的效果；再者，可改善胃潰瘍、十二指腸潰瘍，消除宿醉與皮膚美容、防止老化等等益處。

蜂蜜多半是採集自西洋油菜花（**Brassica napus**）、蕎麥花、刺槐花、日本栗樹、櫻花樹、亞州柿的花蜜，對患者來說，可抑制幽門螺桿菌；具有卓越抗菌、抗氧化效果的栗樹花蜜，以及從具有抗菌成分的紐西蘭土生土長的灌木——麥蘆卡中，取得的紐西蘭麥蘆卡蜂蜜品質最佳。

目前世上最貴的蜂蜜，是從傳說中的錫德樹的花採集而來，是香氣、味道、營養都十分優異的沙烏地阿拉伯產的錫德蜂蜜。總之，家中若有年紀大的老人、以及患者的話，可以在家中備妥蜂蜜，適量飲用有益健康。

健康祕訣9

山野草召喚出發酵液

檢視市售的不論是茶飲料，還是運動飲料、醋飲料、豆奶、能量飲料，都找不到對身體好的，因為其成分都含有砂糖、或是合成的化學添加物之類的加工品。仔細看飲料的成分表，多半都含有大量的「砂糖、合成調味料、合成香料、合成色劑、合成保存劑、二氧化碳、香味促進劑（味精、MSG）、磷酸鈉、高咖啡因」等有害成分。

再者，大量攝入含糖飲料後，糖分會促使胰島素分泌，提高膽固醇數值，眾所皆知當我們體內發炎數值越高，吃越多就越可能誘發癌症，所以有患者的家庭或是年長者，為了健康需要戒掉喝飲料的習慣，盡量只喝好的發酵飲料。

人體所有的活動，都與酵素有關，酵素製造必須能量可以守護我們的生命，沒有酵素就不會有生命體的存在，當身體酵素不足時，免疫力下降，不僅有害健康，也可能會加速老化。

生食蔬菜與水果的酵素最多，但卻難以透過每餐攝取一盤以上的份量，補充含有適量酵素的蔬果，所以，從飲料中獲得酵素是最簡便的好方法。

酵素飲料含有植物能量與酵素力量，也就是植物體所擁有的成分，以及微生物發酵後所含有的成分、微生物所含有的成分，也就是含有酵素、礦物質、荷爾蒙。

因此，年紀漸長後，在飲食生活中，注意攝取有益於身體各項機能的食物，比什麼都重要，特別是用好的食材製作發酵飲料，也就是山野草發酵液，最能安心飲用。

所謂山野草，就是非人為栽種，而是野生植物，換句話說就是走進山間能看到的野草，與肉類不同，長期以來人們會將這些野草製成飲食、或將其視為藥品，因而最適合作為發酵液的就是這些山野草。

蔬菜部分，則是水耕栽種好過溫室栽種、露天栽種比溫室栽種好、雜草中成長又比露天栽種好，而在山中成長的山野草，又比雜草中生長的生命力更強，對身體會更好。

以下列舉對身體有益的山野草：

- **可以退燒的山野草：**防風林、遼東楤木、石胡荽、紫萍、鮮黃連；
- **可以緩和痛症的山野草：**秦艽、罌粟、洋金花、魚腥草、狼尾蕨；

- **可滋養補身的山野草：**枯蔞（俗稱狗屎瓜）、金錢薄荷、地黃、玉竹、何首烏；
- **可解毒的山野草：**白頭翁、花蜜、竹葉草、菊花；
- **有益於咳嗽的山野草：**旋覆花、桔梗、卷丹、麥門冬、天門冬；
- **有益於炎症的山野草：**牛蒡、薄荷、白薇、老鶴草、毛茛、蒲公英；
- **有益於消化系統的山野草：**決明子、車前草、商陸、蓖麻；
- **調和氣脈的山野草：**益母草、地筍、佩蘭；
- **對腸胃好的山野草：**無花果、石菖蒲、日本榧樹、薔薇樹、山椒樹。

山野草發酵的原液，富含大量的維生素、礦物質，以及必需胺基酸、脂肪酸、微量元素以及品質良好的蛋白質、纖維質，因此有益於恢復疲勞、增強體力，改善健康的山野草發酵液，對老人來說是最上等的健康飲料。

各種酵素發酵液中，就屬山野草酵素在患者的接受度當中人氣最旺，因為其有抗癌效果及提高免疫力的功效，在部分患者的身上可以看見功效。

特別是在日本的癌症患者之間，最有人氣的健康食品是萬田酵素，而韓國如如師父的一百〇八種山野草酵素發酵液、「健康山野草」代表的自然中毒者專門醫生的山野草酵素液，以及近來牙山市「地中海村」農村合作社的漆樹發酵液[8]與瓦松發酵液都深受患者愛戴。

8　韓國充分利用了漆樹性溫味辛的特點和殺蟲消散、開胃健脾、驅濕去寒、破瘀補髓等養生保健方面的功效，開發出各類以漆液、乾漆、漆皮為主要成分的保健品、藥品。

健康祕訣10

感冒

感冒有兩百多種以上的病毒，使得包含鼻子、喉嚨等上呼吸道部位發生感染症狀，是許多人每年約會罹患一、兩次左右的急性疾病之一。四季中的換季季節，特別是冬天，這不速之客——感冒，更容易找上不健康的人。

但不可小看感冒，因為感冒是萬病的根源。即使是醫學發達的今日，依然沒有能有效對抗感冒病毒的藥物，當出現打噴嚏、鼻塞、流鼻水、喉嚨痛、咳嗽、輕微發燒、頭痛以及肌肉痛等症狀時，沒有特別的治療方式，只能等待自然痊癒。

所以當罹患感冒時，在自然情況下大約十天；有看醫生時，大約七到八天，而醫生也不是給予治療藥物，就是退燒藥、或是緩解喉嚨痛症的藥物而已。

強褓中的小孩於餵食母奶階段，因為有母奶的庇佑，基本上是不會感冒，而斷母奶後到某一個年紀為止，多數都會不斷反覆罹患感冒，其原因是免疫力還不足。

長大成人後，因為壓力、或是過於疲憊而罹患感冒，造成全身痠痛，對身體健康者來說，感冒並不常見，但上了年紀、身體虛弱的人，就很容易感冒，但感冒是萬病的根源，所以不得不小心注意。

感染感冒病毒時，我們的身體會因為與病毒奮戰而發熱，身體只要一發熱，就會加速代謝，自然會需要許多氧氣。此時為了獲得更多氧氣，而加快呼吸速度，吐出的氣體就會混合體內的濕氣，迅速排出，同時人體為了降溫，身體機能會透過皮膚排出濕氣。

若無法補充上述所排出的水分，就會招致危險的情況，讓支氣管黏液逐漸黏稠，會妨礙肺部排出廢棄物，嚴重的情況下會傷害肺部組織，變成肺炎的情況。

因此感冒時，務必多喝水，才不至於讓喉嚨乾渴，不只喝水，茶、運動飲料以及富含維生素的果汁等，都是不錯的選擇；畢竟病毒型感冒是沒有特效藥的。

感冒初期攝取溫熱飲食，早點入睡是最重要的關鍵，依據不同症狀亦可服用相對應的藥物，但服藥只能減緩症狀，無法完全治療，因此建議儘可能不要服用感冒藥為佳，而且退燒藥也可能會引起腎功能不全的副作用。

然而，感冒是不能輕忽的，一旦輕忽會導致肺炎、中耳炎、腎炎、鼻竇炎等合併症狀，所以感冒拖太久或是高燒不退的情況下，必須尋求醫生協助治療。還有，感冒時，若是流感、支氣管炎、肺炎，會選擇去內科，而鼻炎、咽喉炎、扁桃腺發炎等症狀，則會選擇去耳鼻喉科。

預防感冒部分，首重是避免疲勞與睡眠不足，不讓身體過冷、淺眠或是避免前往寒冷的地方，再者冬季時也需要使用加濕器，讓室內環境不會過於乾燥。

再者平日用乾毛巾，搭配冷水摩擦的方式鍛鍊肌膚，也可以預防感冒，這是透過血液循環與呼吸，提高免疫力的一種方法，特別是乾毛巾摩擦可以刺激皮下約百分之八十的白血球，刺激白血球的活動力。

免疫力越弱的老人，較易罹患感冒，導致不好的結果，所以老年人在冬日裡出門時，需要配戴口罩，並且接種流感疫苗，再者要保持身體溫暖，小心注意身體健康，才不會罹患感冒[9]。

9 目前造成感冒的病毒中，只有流行性感冒（H. Influenza）有疫苗及抗病毒藥物。

健康祕訣11
陽光

陽光非常重要，有句古語是這樣說的「春日陽光送走媳婦，冬日陽光送走女兒[10]，足以顯示冬日陽光的重要性。「陽光是骨骼最好的補藥」，所以預防骨質疏鬆最好的方式，就是一天需要曬一、兩回左右的太陽。

再者，陽光對於憂鬱症治療與降低自殺率的效果不錯，也有益於前列腺癌、子宮癌、心臟疾病、高血壓等等疾病，近來陽光療法也深受矚目，陽光給予的禮物當中，最具代表性的就是提供骨骼健康所需的維生素D。

年紀漸長之際，活動量降低，曬太陽的機會也隨之降低，加上冬日太陽出現的時間

10　春日陽光下，送走健康與皮膚都不好的媳婦，冬日陽光下，可以送走健康與皮膚都很好的女兒，雖然帶有婆婆對媳婦與女兒的差別待遇，但對於春天陽光與冬天陽光造成的影響，是有其科學根據。

較短、天氣寒冷，更難以出外曬太陽；此外，如因太陽刺眼而無條件討厭太陽的情況，對健康也有害。

太陽光線會形成皺紋等造成皮膚老化的現象，所以過多的紫外線會引發皮膚癌，但適量照射對於強化骨骼有莫大助益。特別是停經前後的女性容易出現骨質疏鬆症，而陽光是最重要的治療關鍵，陽光能讓皮膚產生維生素D，對骨骼的形成有益。

人體產出最多維生素D的時間是每年的五月到七月之間，上午十點到下午三點左右是維生素D盛產的時間點。

根據美國《紐約時報》特輯報導提出「過度宣傳陽光的害處」的論點，並介紹美國各大學研究小組的流行病調查結果，內容指出「曬太陽可以讓體內合成維生素D，轉換成可以抑制腫瘤細胞的荷爾蒙」，也就是陽光可以抑制腫瘤細胞的發展，進而達到預防癌症的效果。

如此一來，皮膚癌的主犯——陽光，卻有助於抑制前列腺癌、乳癌、結腸癌、卵巢癌，所以辦公室與家中若能利用自然採光、或是休息時間可以到外面呼吸新鮮空氣順便曬個太陽，就可以讓身體產生維生素D，有益於身體健康。

家中有老人或是患者的家庭，需要特別注意適度的曬太陽。當烏雲較多的日子多了，或是持續下雨、下雪，或連續幾日因為寒冷而減少外出之後，若是太陽露臉了，就要消毒棉被，並且讓棉被曬太陽。

此外，冬日陽光漸少、日照量不足的情況下，憂鬱症患者會較其他季節多，女性也會較男性嚴重，這是因為相較於春天，冬天的日照量明顯較少，腦內分泌的褪黑激素就會不足，導致將白天當成黑夜，白天想睡覺，造成生理時鐘大亂，而白天睡覺會促使晚間睡不著，形成失眠與頭痛，就更不喜歡外出、不喜歡跟人見面、無力，最終會導致憂鬱症。

患者或老人多數待在家裡、或是病房等室內環境，所以可能出現日夜不分的症狀，也是初期的憂鬱症傾向，進一步就可能對時間無感，出現內心鬱結的症況。若周遭出現一點點聲音，就會嚇到導致心跳加速、心痛的症狀，嚴重一點會導致幻聽，再者，認不出人、大小便失禁等等也會引發憂鬱症，而這些症狀很容易被誤以為是失智症。

因此，白天要盡量外出，與人接觸、對話，特別是適當的曬太陽，才能減緩或是克服這些症狀的產生。

健康祕訣12
笑

笑，是我們人類消除壓力的最佳方式，是可以治癒所有疾病的天然抗生素，所以健康這一用詞之前，加上笑容的話，就是想要健康，要先會笑。

根據韓國一研究機關針對不同年齡層，是否有同樣笑容進行調查的結果顯示，年幼的孩子最會笑，接著依序是女學生、男學生、中年女性、中年男性、老人，令人關注的是，年紀越大、男性的笑容越少，而女性的壽命比男性高的原因也與此有關。

二〇一七年八月，迎向百歲，獲得「長壽象徵的拐杖」的長者共一千四百二十三位，其中男性只有二百二十八位，其餘的一千一百九十五位都是女性，女性的比率偏高許多。

而地球上超過百歲的長壽村的長者中，男性的比率僅有女性的七分之一，原因在於女性長輩年紀越大，越有能力與人聊天說笑，也不會放棄工作，而男性長輩多數都不會笑，不論是工作、或是跟他人溝通、運動都會逐漸懶散之故。

有句話是這樣說的「一笑一少、一怒一老」，意為「笑一次、會年輕一歲，而發怒一次會老一歲」，常笑就會健康，所以看起來就會相對年輕。

人們正面思考時，會笑、心情會變好，就會分泌一種稱為多巴胺（endorphin）的荷爾蒙（正式的醫學名詞為激素），多巴胺又被稱為腦內嗎啡，是一種比鴉片強上十倍的荷爾蒙，能使人心情變好。

相反的，當人們負面思考、生氣或是悲傷、煩悶時，身體就會分泌一種具有劇毒成分的荷爾蒙——正腎上腺素（norepinephrine），換句話說，是身體會密集分泌一種讓我們不安、緊張，形成疲勞情況的荷爾蒙，產生活性氧物質，危害健康。

親切和藹，是日本人的代名詞，而日本有多家能夠提供歡笑、教導如何歡笑的「微笑補習班」，這或許也是日本人能夠成為世界平均餘命最高的國家的原因。

我住院時，接觸的癌症患者都有不少共同點，多數都很神經質、固執，也都板著一張臉不會笑，這或許也是健康惡化的原因之一。

當人們拍手大笑時，全身會有三百二十一個肌肉會跟著動，而當皺眉頭、憂心、有壓力時，只有二十個肌肉會跟著動，所以拍手大笑確實對健康有益。

諾曼・卡森斯（Norman Cousins）於一九八一年的著作《笑退病魔》中，提出「笑是體內的慢跑」，科學也能證明不僅是大笑，就連小小的微笑也能引起正向的化學反應。

根據研究指出，七十歲的健康成人，他的人生有二十八年在睡覺、工作時間為二十四年，女性化妝的時間約兩年。不過這七十年的歲月中，多數人笑的時間有多少呢？令人驚訝的是，居然只有八十到九十天，也就是不到三個月，人們對笑如此吝嗇，難怪容易生病。

有些醫師治療憂鬱症時，不會先給予藥物治療，而是先開出「笑」這一處方籤，而且會認真找出可以笑的方法，讓患者笑，而這讓患者笑的治療內容，並非只是一般靜靜的笑而已，而是讓患者進入大聲激烈的瘋狂大笑，以大動作的方式讓患者開懷大笑，若這一笑容治療無效，才會進入藥物治療階段。

然而，笑容治療費用相當貴，每三十分鐘要二十萬韓幣左右，不過，製造出「強迫的笑」的效果並不亞於上述效果，所以看著鏡子練習拉拉眼角、扯扯嘴角，迫使前額葉活動，就會產生與平時大笑時同樣的效果。就從現在開始，就算是半強迫的方式，想辦法讓自己笑吧！

愛笑的人會產生多巴胺，使自己健康，他人會覺得自己很開朗而喜歡自己，愛笑之人的人際關係也會緩和許多，多笑不用花錢，卻能有如此優異的效果，不是一石四鳥嗎？就從現在開始，照鏡子練習笑吧！當成為習慣之後，就如同那句「福跟著笑而來」一般，用笑容招來福氣。

健康祕訣13

憂鬱症

憂鬱症是在不知不覺之中，多數人認為不嚴重，但卻是常見的一種精神疾病。由於是與腦部有關的疾病，所以可能會影響人際關係，而當壓力來源持續不斷、各種日常生活複雜問題接踵而來，達到嚴重程度時，就可能會出現自殺這一意外的結果。

五、六十幾歲的長者，約每一百到兩百位就會罹患被稱為「心理感冒」的憂鬱症。

憂鬱症的症狀，是整天沉默、對任何事皆無感，失去慾望，無來由的焦慮與不安，或是無法入睡導致食慾低落，上班族則是會因集中力下降，導致工作效率降低，若出現懷疑自己活在這世上的價值，不時會冒出想死的念頭時，就不是輕微的症狀，而是嚴重的憂鬱症。

女性可能在停經階段經歷許多憂鬱症的症狀，周邊有一位女性剛跨過五十歲這一門檻，有一天在地方報的廣告欄看到一則廣告，表示社區文化中心提供英語、踢踏舞課程，因為有興趣，她仔細看了廣告的內容。

沒想到看到廣告寫著，這是為了五十歲以上女性開設的「奶奶班」用語，讓她瞬間大哭崩潰，從那天起她不出門、有事也不想動、對家人不耐煩與耍脾氣，也就是出現憂鬱症的症狀。

其實憂鬱症患者不難發現，憂鬱症也與天氣有關，夏日晴天強光下照度是十萬勒克斯（lux），但冬日裡就算加上陽光，光照度也只有五十分之一的兩千勒克斯，所以冬日裡罹患憂鬱症的人會較多。

人類是社會的動物，任何人都可能會有輕微的憂鬱，而認真過度、不知靈活變通的人，更容易罹患憂鬱症。

就如同當巨浪襲來，大海會平靜沉穩地面對，我們在憂鬱症之中，也要相信「明日希望」，才能回到健康的生活，且多數人都是在希望與憂鬱之中反覆搖擺，在人生這一漫長的旅程中，任何人都希望順遂平坦，但總是會有孤寂、悲傷、不安、絕望、空虛、煩悶、焦慮等等複雜的情緒，當這些情緒持續過久而無法恢復時，就要注意這可能就是憂鬱症。

若無法走過這一個亂流，持續處於絕望與悲嘆的泥濘之中，痛苦就會不斷蔓延，會因著精神上不安與厭世的情緒，會無法承受絕望，導致自殺。憂鬱症是可以痊癒的疾病，然而也是可能導致死亡的疾病，這一體兩面性就是憂鬱症最大的特徵。

罹患憂鬱症時，心情會鬱卒、焦慮，不僅感受不到任何事物的樂趣，還會回憶起過往所有灰暗的情緒，出現疲勞加劇、食慾不振、體重減輕、缺乏自覺、厭世等等不舒服的症狀。

憂鬱症是沒有活力、一天天加劇憂鬱的症狀，而每一個罹患憂鬱症的患者，其症狀或多或少會有些許差異，但大致上可以於六個月內回到健康的狀態，但也會有無法恢復的情況，最糟糕的情況就是會有嘗試自殺的人。

憂鬱症的治療，有藥物治療與精神治療。絕對必須的要件，是透過環境的調整，讓患者身心可以處於安定的狀態，而藥物治療是透過抗憂鬱藥物進行治療，若有自殺的危險時，也會採用電療法。

美國哈佛醫學院將心臟病、交通事故、憂鬱症，列為二十一世紀威脅人類生存的三大主因，可見年紀漸長，注意不要讓自己陷入憂鬱症的泥沼，是人生非常重要的一環。

Part 3

百歲時代，晚年會遇到的幾種疾患

——什麼病，會有何種症狀與解決方式

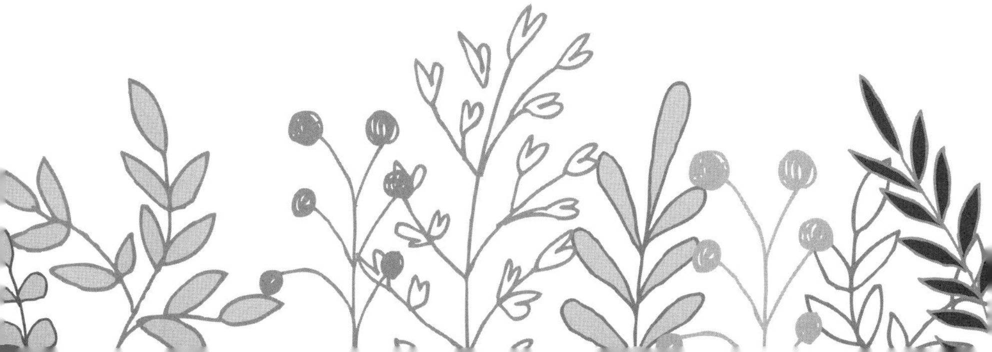

在歲月面前，沒有人敢妄言交易，因為沒人可以奈何歲月。然而年紀漸長身體器官逐漸失靈、或是出現病痛，這很可能是過去數十年間過度揮霍導致，只是人體畢竟不是機器，隨著時間的流轉，任誰都可能出現病痛。常能在日式餐廳的榻榻米房聚會中，不時聽到起身時此起彼落的「哎唷～」、「哎唷，累死了～」的聲音。

年紀大了，身體就會出現變化，四十到五十歲之間，最先找上門的就是視線逐漸模糊，必須使用老花眼鏡才能看清楚報紙，平添生活諸多不便和困擾。

更進一步邁入六十、七十歲，漸漸出現健忘症狀，常常會忘記帶走放在地鐵置物架上的行李，若沒有在前一站提早準備下車，就一定會遺忘些什麼在車上，再加上免疫力低落，疾病很容易找上門。也就是說年紀一大，就可能會有疾病，身體各處都免不了病痛，但每個人多少會有些差異，有些人則是會重視身體年齡與健康年齡，更甚於身分證上的年齡。

疾病是因著個人的生活方式而產生，根據一般性的老化進程，十年會是一階段，四十歲進入老化、五十歲以後肝病機會增加、六十歲罹患心臟疾病機會增加、七十歲消化系統疾病發生率提高、八十歲則是罹患心血管疾病與健忘等疾病機率增加。

特別是八十歲，更容易歷經各種疾患，有報導指出一位在一九八〇年代風靡美國與韓國的有名搞笑藝人，以其特有風格主持脫口秀節目，他到七十歲為止身體都非常健康，但一走入八十歲後，突然經歷兩次腦出血昏厥，爾後罹患失智症，最終從養老院轉至療養中心，只能依靠輪椅過活，就不說是否有個人的自我意識了，連他人的話語都無法正確理解，成天只能在輪椅上發呆過生活。

人生走到八十歲，心血管、失智等各種疾病的危險性增加，也可能是人生走入終點的時刻，而進入九十歲時，體力會下降，也會辛苦許多。

疾病有多樣性，但基本上分為三大疾病，第一是脊椎、關節疾病；第二是癌症；最後第三項是與腦部、心臟相關的心血管疾病。所以若脊椎、關節厚實，不罹患癌症、血管也沒有問題的話，在這個長壽社會中，就是有福份的人。

那麼，到了一定年紀時，會罹患什麼樣的疾病呢？我們一定要正確認識的疾病又有哪些呢？首先年紀大了之後，會出現的疾病如下所述：

「視線低落、帶狀皰疹、脊椎疾病、骨折、失智、腎功能不全、暈眩、前列腺疾病、憂鬱症、高血壓、結核病、糖尿病、貧血、肺炎、氣喘、小便失禁、大便失禁、便祕、肺疾病、失眠、動脈硬化、狹心症、心肌梗塞、中風，以及牙齒方面的牙齦病、肌肉痙攣症、血管疾病、心律不整、帕金森氏症、腦中風、腦出血，血管、心血管、腦血管疾病，風濕性關節炎等關節疾病，以及各種癌症等。」

再者，包含退休後的五、六十歲的人，生病後會讓生活品質隨之下降，讓上了年紀的自己承受痛苦折磨，因此務必正確認識這幾種代表性疾病的樣態。

肺炎

肺炎是什麼病

肺炎是由會引起肺炎的細菌或是病毒，透過嘴巴或是鼻子進入人體所引發的疾病，也就是肺炎是肺部組織被細菌、病毒入侵，引起發炎的一種疾病，引起肺炎的細菌有肺炎鏈球菌、金黃色葡萄球菌、結核菌等，病毒則是有流感病毒、腺病毒。

輕症肺炎可以給予抗生素治療，兩週內可以痊癒，但對高齡者來說，許多重症肺炎的情況，就算給予治療，也可能會惡化成呼吸困難或是敗血症，死亡率高達百分之三十至五十。

肺炎是死亡率極高的可怕疾病，就算治療，其致命率也相當高，因此肺炎對於高齡社會的我們來說，是健康長壽的最大阻礙，卻因人們過於安逸的意識，以及高齡化的關係，而輕視肺炎的症狀與危險性。

因此，肺炎是韓國老人死亡原因第四位，也是呼吸道感染疾病中死亡率最高的一種，目前韓國境內因肺炎的死者中，約有百分之九十八是六十歲以上的老人[1]。

肺炎對長者來說，是繼癌症、腦中風、心臟病之外最常見的死亡原因，像MERS（中東呼吸症候群、Middle East Respiratory Syndrome）一類的呼吸道感染疾病，其終點也多半都是肺炎，多數患者也是因肺炎而死亡。

五十歲以上的人，若經常咳嗽且有痰時，就必須懷疑是否為肺炎，而住院者更容易出現肺炎的症狀，因為長時間住院會讓口腔中的病原菌增加，這一病原菌會逐漸進到肺部，引發肺炎。

唾液或是飲食等異物質容易透過呼吸道進到肺部，也會引起發炎，因此年紀越大，進食時越需要細嚼慢嚥。

1　如果感冒一陣子沒有好，且有P.105的肺炎症狀者，就要懷疑是否為肺炎。另，感染肺炎的不只是老人家，包括五歲以下幼兒、六十五歲以上老人會因免疫力較低，特別容易感染肺炎，根據衛生福利部數據顯示二〇一九年死於肺炎的人數共達一萬五千一百八十五人，目前為國人十大死因第三位。

再者，罹患膀胱炎或是腎盂腎炎時，也可能引起肺炎，因為在膀胱等處的病原菌，會順著血液流往全身，累積在肺部，進而造成肺炎。

還有，感冒病毒也會直接侵襲肺部，引發肺炎，所以年紀越大，越要常洗手與配戴口罩，也要積極規律的運動與用餐，提高免疫力，才不會罹患肺炎。

可能是肺炎的症狀

1. 嚴重咳嗽，伴隨綠色、草綠色、褐色的痰。
2. 一般肺炎患者會伴隨著三十八度以上的高燒。
3. 老人可能會稍微發燒、咳嗽、有痰，同時會全身無力。
4. 意識不清楚且出現反覆情況。
5. 食慾、食量下降，血壓下降。

肺炎預防與解決方法

1. 不吸菸，讓肺部乾淨。

2. 盡量不要吸入冷空氣。
3. 避免於凌晨運動，盡量選擇白天或晚間。
4. 激烈的上半身運動與馬拉松等對肺部不好[2]。
5. 每日定時走路，提高呼吸能力。
6. 一天要有三到四回十分鐘以上進行室內換氣，最常見的是，開門開窗開櫃子，或使用空氣清淨機或風扇等方式進行換氣。
7. 透過游泳或是三溫暖維持呼吸道的濕潤度。
8. 用嘴巴呼吸如同吸菸一般，是不好的行為，請只用鼻子呼吸。
9. 腹式呼吸可以增進肺功能。
10. 適當的陽光能降低肺癌發病的危險。
11. 接種流感疫苗、肺炎鏈球菌疫苗。
12. 喝茶，對肺健康有益。

2 台師大體育系助理教授劉宏文表示，適度運動確實可以提升免疫系統的運作，降低上呼吸道感染的風險。但如果運動強度過高，免疫系統反而會有一段時間受到抑制，這就是所謂的「空窗期理論」；假使反覆高強度運動，增加免疫系統的空窗期，自然也會提高上呼吸道感染的風險。另從美國加州洛馬林達大學公共衛生學院研究員Nieman的研究中，甚至還發現馬拉松運動員在完成比賽後，會增加百分之一百至五百的上呼吸道感染機率。

腦中風（腦出血、腦梗塞）

腦中風是什麼病

當建築物越老舊，需要修繕的地方就會越多，而通常會故障的部分，多屬上、下排水管堵塞、炸裂等排水管的問題，同樣的，我們在年歲漸長時，就容易出現血管問題，特別是心血管、腦血管等疾病。

臉部、脖子、手臂、手等經常曝露在空氣中，即便寒冷的冬天也一樣，因而讓這幾個部位的血管容易產生收縮，使得血液流往心臟或是心臟地帶，此時血壓會升高，增加心臟與腦血管的負擔。換句話說，當天冷時，血管收縮會導致血壓急遽變化，容易發生心肌梗塞、腦中風等心腦血管疾病。就統計上看來，心肌梗塞易發生在十二月、而腦中風容易發生在一月。

在晚秋邁向初冬之際，若有突發單眼或雙眼視覺障礙、不明原因嚴重頭暈、頭痛與突發一側麻或無力，步行困難、平衡失調等的徵兆，則罹患中風（腦中風）的機率就會大增，發生的頻率也會提高。腦中風是常見的神經中樞疾病，完整的醫學名詞為「急性腦血管疾病」，是腦部因急性的血管梗塞導致缺血性病變損傷或血管破裂溢血導致腦組織損害。腦中風簡易分為缺血性腦中風和出血性腦中風。

腦出血是腦血管破裂，腦內出現的情況；而腦梗塞是腦血管沒有任何損傷，但血管出現堵塞的情況。也就是說，腦血管逐漸變窄，或是出現血栓導致腦梗塞，導致腦中風，約有八成左右是腦梗塞造成的腦中風；過往大多數因高血壓小動脈硬化的血管破裂而引起的出血性腦中風，目前比率已經降至兩成左右。

腦出血、腦梗塞雖然有程度上的差異，但基本上一旦暈倒就會出現語言障礙、意識障礙、大小便失常、半身不遂等情況，且終身都會帶著後遺症，所以血管疾病對於百歲時代來說，是比癌症還要可怕的病。

老年人的腦中風，多數都是因為長期罹患高血壓與糖尿病之故，特別是高血壓、糖尿病會刺激血管、讓血液循環惡化，導致動脈硬化，提高腦中風的危險。

身體狀況會逐漸惡化成全身疾病的腦中風，大約需要十到二十年，腦中風好發的年齡是六十五歲，因此最少五十歲開始就要注意身體保健，不要罹患高血壓、糖尿病，才是預防腦中風最佳的方式。

可能是腦中風的症狀

1. 手腳無力、感覺遲鈍，容易絆倒或是手腳麻痺。
2. 講話不清楚、遲鈍導致話說不出口或是口吃。
3. 難以轉動手臂、暈眩與平衡困難、搖搖晃晃。
4. 一眼視力看不見、或是只能看見一半、或是疊影。
5. 出現好似被槌子打一般的劇烈疼痛感，以及嘔吐。
6. 發聲障礙、半身麻痺、顏面麻痺。
7. 出現半臉、半身麻痺，或是嚴重的頭痛。

腦中風預防與解決方法

1. 保持每天走路的生活習慣。
2. 減少攝取含有飽和脂肪酸的肉、蛋、牛奶、奶油。
3. 遠離速食、炸物。
4. 多攝取蔬菜、水果與含有不飽和脂肪酸的魚類、納豆。
5. 外出時佩戴帽子、圍巾、口罩，以維持體溫。
6. 平時經常搖擺頭部，以預防腦中風。
7. 多食用具有消除血栓成分的洋蔥，有益於腦中風的預防。

高血壓

高血壓是什麼病

高血壓盛行率是隨年齡增加而增加的，韓國目前的高血壓患者達到一千萬人，六十歲以上有半數以上罹患有高血壓疾病，周圍也常可見必須服用血壓藥的高血壓患者。特別是六十五歲以上的老人，最常罹患的疾病是血壓壓力過高的「高血壓」，當血壓過高時，血管容易受傷，心臟負擔會加劇，增加心肌梗塞、腦中風等心腦血管的疾病。過往我們經常認為高血壓是中老年人常見慢性病，但年輕人的高血壓盛行率也逐年增加，不可不慎。

所謂血壓，是「心臟收縮與血管抵抗之間，所產生推擠血管壁的壓力」，當血管變窄，心臟要用力推擠血液，導致血壓變高，這就是高血壓。血壓正常值為一百二十／八十毫米汞柱（mmHg）。當收縮壓超過一百四十毫米汞柱、舒張壓超過九十毫米汞柱，就達到高血壓標準。

日歐洲內分泌學會會刊《內分泌連接》（Endocrine Connections）刊出一項研究，內容指出，臀部有許多肌肉、大腿粗壯者罹患高血壓或是血液循環異常所產生的疾病的風險反而降低。超過四十歲肌肉量會持續降低，肌肉內的微血管數減少，會讓下半身血液往上半身聚集，導致高血壓等疾病的發生，特別是遺傳、老化，與高脂肪、鹽分等的攝取有關。

高血壓是難以預防的可怕疾病，血管損傷與血管彈性弱化是主因，當高血壓持續，血管會變厚、變硬，以抵抗強大的壓力。換句話說，要預防高血壓，就必須注意腦部、心臟、腎臟、眼睛等重要器官是否出現障礙，或是與生命有直接關係的腦中風、心肌梗塞、狹心症、腎功能不全、失智等併發症。

高血壓是腦中風的前兆症狀，所以是需要密切管理的疾病。暫時的血壓高可能是因為室內外溫差而瞬間覺得冷、或是承受壓力、睡不著，都可能造成血壓瞬間上升，如有這樣的狀況，要多加小心注意，避免成為永久性高血壓。

有高血壓、糖尿病等疾病的患者如果貿然停藥，不僅會讓血壓升高，流進腎臟的血流壓力增加，也會導致腎臟組織病變或局部壞死，甚至嚴重到需要洗腎！所以高血壓、糖尿病患者到內科時，皆需要進行年度血壓檢查，且降血壓的藥沒有經過醫師指示，不可隨便停藥。

再者，高血壓最大的敵人是過鹹的飲食與肥胖，所以年紀漸長後，可以多攝取能排出鈉，以及富含有鉀的洋蔥、蘿蔔、南瓜、高麗菜等蔬菜，並且需要進行減重管理。

可能是高血壓的症狀

絕大多數高血壓是沒有症狀的，有些人有下列九種症狀時，可能與高血壓相關。

1. 脖子僵硬、後頸緊繃。
2. 臉上常見發熱、發紅。
3. 頭痛、暈眩且沉重。
4. 嘴巴乾燥。
5. 常常受到驚嚇。
6. 乾嘔。

7. 手腳僵硬。
8. 有麻痺症狀。
9. 眼睛充血。

高血壓預防與解決方法

＊養成讓血壓下降的生活習慣。
1. 透過減重維持適當體重。
2. 規律的測量血壓。
3. 飲食清淡，鹽分攝取降至每日六公克以下。
4. 飲食中減少攝取脂肪，均衡食用蔬果。
5. 每日走路三十分鐘以上，與增加有氧運動量。
6. 禁菸、禁酒。
7. 每日半身浴，舒緩身心緊張。
8. 每日睡足八小時。

9. 緩慢起身（從椅子站立、或起床時）。

10. 攝取可以降低血壓的黑豆。

糖尿病

糖尿病是什麼病

所謂糖尿，是小便混合糖一起排出的症狀，任何人只要攝取過多糖分，該糖分就有可能隨著小便一同排出。不過這種暫時性的情況，會自行消失，但若檢測出糖分持續隨著小便排出時，就需要懷疑是糖尿病。

一般人的身體藉由胰島素來調控血糖，但當胰島素的量不夠，或身體對胰島素降血糖作用反應不佳時，葡萄糖就無法被利用，就會產生血糖過高的問題。血糖過高時，就會有糖尿的狀況。也就是說糖尿是血液中帶有過多葡萄糖的疾病，科學上認定只要血液中的血糖比正常值高，就可以合理懷疑為糖尿病。空腹狀態的血糖是最低值，飯後兩小時的血糖是最高值，當數值脫離正常範圍過多時，就是糖尿病。

糖尿病不僅不容易控管，也容易引起多項併發症，是一個相當可怕的疾病，與其說是對生命產生威脅，倒不如說是糖尿病長期持續時，會導致血管硬化、末梢血管損傷等，會造成心血管疾病、或是失明、必須截肢等併發症，也就是當血液中的葡萄糖過多，會造成血液黏稠，全身血管與神經會崩壞，造成各種併發症。

所以年者者要保持空腹血糖小於八十至一百二十mg/dL、飯後血糖一百八十mg/dL、就寢前一百至一百四十mg/dL最為重要[3]，特別是糖尿病患者的糖尿血糖數值，若不正確控管，不僅會損及腎臟，還會因為高血糖對血流造成影響。

糖尿病一旦發病，康復率只有百分之五不到，可謂是「無聲的殺人者」，其併發症也是相當致命的疾病，加上糖尿病是需要一生控管的疾病，但時間一久就容易疏於控管，所以年紀漸長，要認知到糖尿病沒有特效藥，以及會合併其他嚴重併發症，因此需要努力預防糖尿病。

糖尿病的預防控管上，必須避免攝取糖漿、麵包、餅乾、零食等精緻的碳水化合

3 常用的糖尿病血糖檢測診斷標準有：一、「空腹血糖值」，在空腹八小時後抽血，正常狀況血糖值應小於一百 mg/dL，若血糖值超過一百二十六 mg/dL 就算糖尿病。二、口服葡萄糖耐受試驗第二小時血漿血糖大於二百 mg/dL。

物，初期時應食用糙米類的碳水化合物，以及全麥麵包，才可抑制血糖上升，其他如同攝取蛋白質以及礦物營養素，亦可保護血管。

可能是糖尿病的症狀

1. 小便量增加、經常小便。
2. 小便有泡沫且有顏色。
3. 常覺得餓、吃很多飯。
4. 常出現口渴、喝很多水。
5. 體重減輕。
6. 視力混濁。

糖尿病預防與解決方法

1. 糖尿病前階段的「葡糖糖耐受不良」期間，準確執行膳食療法以及運動。
2. 多攝取蔬菜，維持適當體重。

3. 有氧運動三十分鐘以上。
4. 每天走一萬步。
5. 進食不宜過多、也不宜過少。
6. 實行膳食療法，養成少量多餐的習慣。
7. 固定進行肌肉運動，以降低血糖值。
8. 為了避免併發症，需終生服用降血糖藥。

腎臟病（腰子病）、腎功能不全

腎臟病是什麼病

腰子是腎臟的另一個稱呼，是將體內不需要的廢棄物透過小便排出的主要器官，腎臟機能從三十歲開始，就會隨著年齡的增加，而使腎小球過濾率持續降低，所以腎臟病好發於老年人身上。特別是高血壓、糖尿病患者、濫用藥物以及前列腺肥大患者，罹患腎臟病的危險性會大增，需要特別小心。

被視為體內淨水器，也就是「生命濾水器」的腎臟，是過濾血液，調節體液酸度、電解質、水分，維持體內恆定，以及調節血壓、生產造血荷爾蒙、製造紅血球、促進維生素D運作，讓骨骼強健的重要機能。

因此，若腎臟功能低落，或是消失，導致腎臟無法正常運作，生命就會難以維繫。也就是腎功能不全導致小便排泄功能變差時，腳、肺、肝的浮腫會造成全身水分累積，一旦嚴重可能導致死亡。

所謂腎臟病（腰子病），是指腎臟機能減少到一定程度，但卻沒有明確基準，一般來說是腎臟機能減少百分之五十，會導致體內廢棄物無法正常過濾，身體各種功能無法運作，稱為腎功能不全。因此，腎功能不全會依據其功能下降的速度，區分為急性腎功能不全、慢性腎功能不全以及末期腎功能不全。

急性腎功能不全會出現在幾日之內發生，原因可能是嚴重出血、嚴重燒傷、水銀中毒、藥物中毒等，可經過暫時的透析治療，直到恢復腎臟功能為止。

稱為慢性腰子病的慢性腎功能不全，是歷經三個月時間緩慢形成，常見於四十到五十歲之間，韓國目前每七位成人就會有一名罹患慢性腎功能不全，是常見的疾病，而腎小球已到達不可能恢復狀態，已達毀損的疾病。原因有百分之四十是由於糖尿病，還有高血壓與腎臟炎各占百分之二十至三十的因素。

不過，慢性腎功能不全比急性腎功能不全來得危險，因為腎臟功能一旦損壞，就再也無法恢復正常，終生都需要洗腎（血液透析、腹膜透析），或是進行腎臟移植。

末期腎功能不全，是慢性腎功能不全之中，腎臟功能剩餘不到百分之十五，如果不接受透析或是腎臟移植的話，難以維持生命的狀態。也就是兩顆腎臟都有問題，無法正常運作，導致生命危急，因此要透過診斷事先預防，儘可能早期發現，儘可能降低腎小球損壞的速度，才是最佳方法[4]。

可能是腎臟病的症狀

1. 小便量急速增加、或是減少、或是小便無法排出。
2. 臉與腳浮腫，身體浮腫。
3. 無力、易感疲勞。
4. 晚上常抽筋。
5. 腰痛。

4　慢性腎衰竭一般用腎絲球過濾率(GFR)來做指標，定義分成五級，正常人的(GFR)為九十至一百 ml/min，雖GFR 小於九十 ml/min，但有血尿、蛋白尿等腎衰竭高危險群或尿道結構上異常則稱謂第一期腎病變。若GFR 降至六十至八十九 ml/min為第二期腎病變，GFR 降至三十至五十九為第三期，GFR 降至十五至二十九為第四期腎病變，若 GFR 降至十五以下為第五期腎病變。

6. 夜間常起床小便。
7. 呼吸時會有奇怪的味道。
8. 皮膚乾燥、搔癢，或是伴隨各種皮膚疾病。
9. 出現紅尿、可樂顏色的尿、泡沫尿。

腎臟病預防與解決方法

1. 長期服用頭痛藥、消炎藥、鎮痛劑，容易引起腎功能不全，需自制。
2. 長期患有糖尿病、高血壓，容易引起末期腎功能不全，需要細心控管。
3. 減少攝取過多鹽分、避免攝取過多蛋白質，維持適當的體重[5]。
4. 定期進行小便與血壓檢查。
5. 透過血液檢查，進行腎臟病檢查，以及控管血糖。
6. 禁菸。

5 蛋白質如果在腎功能正常時，應該要每公斤體重攝取攝取到一・二克，才能減少肌少症的風險，但腎功能不好時要減量至每公斤體重攝取〇・八克左右即可。

7. 有尿道發炎時，需要早期治療。

8. 每天三十分鐘以上的運動。

9. 攝取對腎臟有助益的香瓜等適當的膳食療法。

骨質疏鬆症

骨質疏鬆症是什麼病

骨質疏鬆症，被稱為是「無聲的骨骼小偷」，若不想骨骼被偷走，卻又不好好守護的話，就是再也喚不回的疾病，一旦小看的話，當年紀到了，就會出現骨質疏鬆症。骨質疏鬆症是現代人常見的代謝性骨骼疾病，骨骼中有許多小洞，形成「蜂窩一般的狀態」。

骨骼多數由鈣與磷構成，體重六十公斤的人，約有一公斤的鈣與七百公克的磷，其中約有百分之九十是儲存在骨骼與牙齒，骨骼會持續反覆再生，但老化之後則再生能力下降，或是儲存的鈣與磷量過低時，就會形成骨骼疏鬆症。

當步入中年時期，發生骨骼疏鬆症的可能性就會增加，特別是女性更容易罹患骨質疏鬆症，這是因為停經會促使形成骨骼最重要的女性荷爾蒙分泌快速下降。

再者，老年骨質疏鬆症患者很容易骨折，特別是高齡者的四大骨折部位，也就是上臂、手腕、背部、大腿與髖部的連接處，所以六十歲過後，每個人多多少少會因脊椎骨折、或是骨盤骨折而奔波來回於醫院、或是中醫院。

周遭隨時可見，諸如走進屋內、或坐椅子時、或是彎腰等簡單動作，都容易發生脊椎、骨盤骨折的情況。所以平時不要彎腰提起重物、也需使用拐杖維持身體平衡，同時不要走結冰道路、小心注意不要被絆倒，努力預防不要出現骨質疏鬆症以及骨折的情況。

預防骨質疏鬆症最明確的方式就是運動，運動可以提高骨質密度，讓骨骼更結實，其中最具效果的運動，就是強度較高的有氧舞蹈、網球或是慢跑等。

可能是骨質疏鬆症的症狀

1. 背部或腰部常會痛。

2. 背部或腰部彎曲。

3. 個子越來越矮。

4. 小小的刺激就容易骨折。

骨質疏鬆症預防與解決方法

1. 積極攝取含有豐富鈣質的鯷魚等小型魚類、起士、魚貝類、禽類、芝麻等食品。
2. 更年期後的女性每日需攝取適量的鈣質（一至一・五公克）。
3. 女性應每日攝取含有大豆異黃酮的豆類製品。
4. 每天持續抬大腿、或是走路等肌肉運動。
5. 不要抽菸、喝酒，才不會妨礙鈣質吸收。
6. 青少年時期就需要養成規律運動與攝取鈣質。
7. 肌肉運動可以維持骨質密度。

痛風

痛風是什麼病

痛風是因為關節內、或是關節周圍產生尿酸「結晶」累積，多數是因為發熱、皮膚變紅，四肢關節反覆出現嚴重發炎之下，演變成代謝異常疾患，並伴隨著嚴重痛症的疾病。在過去，一般人少有攝取蛋白質機會，因此會因為攝取「普林」（PURINE而罹患「富人病」的人畢竟是少數，在西方也多是王公貴族才有機會罹患，所以又稱為「帝王病」。

痛風發作時間多為晚間熟睡時，不過一旦發作就會「因風吹而疼痛」，所以稱為「痛風」，痛風發作時，會發燒到三十八・九度的高溫，伴隨全身痠痛，輕微的發作會在幾小時內消失，但幾週內都會持續發作。時間一久，發作的頻率會增加、症狀會更嚴重且持久。

雖然是從一處關節開始發作，爾後會數個關節同時出現症狀，劇烈疼痛是其特徵，一般而言腎結石、膽結石、痔瘡、產痛是難以忍受的疼痛，而痛風則是有過之而無不及。有一說是痛得比挨一槍還痛的程度，只要關節稍微動一下、或是手碰一下，就會更嚴重。

痛風是血液中尿酸濃度增高，導致關節等部位產生的疾病，伴隨著關節浮腫、劇烈疼痛反覆發作。再者，痛風常見於腳與腳指頭，因此處體溫大約為二十五度左右，在該溫度的情況下，尿酸容易沉澱，特別是腳拇指是最容易侵略的關節，也常見於腳踝、膝蓋、手腕、手肘。

痛風較常發生於男性，男性多發生在中年過後、女性則是好發於更年期之後，特別是遺傳的情況也較多。

痛風雖說是只要降低過高的血中尿酸數值（七mg/dL是正常指數）即可的疾病，但減重與完全不吃普林含量高的食物卻不容易，換句話說，要以不吃肉、魚類、酒來改善體質是不簡單的事情。

痛風發作初期症狀停止後，即可以恢復正常。然而持續發作的話，就會發展成慢性病，關節就可能會畸形或是僵硬；再者，痛風患者可能會出現尿毒症、腦血管障礙、心肌梗塞，進而失去生命，因此年紀增長後，千萬不要覺得偶然一次的痛風無所謂，必須要更細心觀察才行。

可能是痛風的症狀

1. 關節部位像黑青一般的呈現紅色、或青色。
2. 腳拇指變紅、發燒時會痛。
3. 腳趾頭隨時都像有人用針刺一樣劇痛。
4. 會發生於常吃烤腸與燒酒、魷魚與啤酒的人，同時也容易骨折。
5. 腳與腳指頭會有關節炎的症狀。

痛風預防與解決方法

1. 一日一至三回的足浴。

2.少吃普林值高的牛肉、豬肉等肉類與內臟類，以及油質多的魚類、鯷魚與乾魷魚。
3.維生素C、低脂肪奶製品、適當的運動可以降低尿酸。
4.充分攝取水分，增加小便量。
5.避免攝取高湯、排骨湯。
6.喝酒會讓痛風惡化，要戒酒。
7.盡量不要吃水果、果汁、蜂蜜[6]，以及炸物。

6 蜂蜜中含有較多（約占百分之四十九）的果糖，而果糖可以使尿酸生成增加。另外，水果中含果糖也較多，痛風或高尿酸血症的患者每天吃二百至四百克水果，其所含果糖一般不至於達到「大量」的水平。在天然食物中，只有蜂蜜中含有大量的果糖，幾乎達到二分之一。因此，痛風及高尿酸血症者不宜食用蜂蜜。

動脈硬化症、冠狀動脈症候群

動脈硬化症是什麼病

我們的身體佈滿血管，總長十二萬公里，並透過血管供應身體各處氧氣與營養。一般而言，人體總血液量為體重的十二分之一，所以體重六十公斤的人，大約有五千毫升的血液，而這些血液繞全身一圈的時間是一分鐘，根本就是狂奔的速度。不過這條長長的血管中，只要有一處堵塞的話，血液循環就會出現問題，進而出現各種血管性疾病。

當血液被汙染，導致血流變差時，血管內壁就會出現剩餘物、或是廢棄物的累積，血管就會因而變窄、變硬，形成動脈硬化。換句話說，當運動不足、或是高卡路里的餐點，讓血管因為積累過多壞的膽固醇以及中性脂肪，進而變窄的疾病。

再者，與心臟動脈部分被阻塞有關的狹心症、以及心臟動脈完全被阻塞的心肌梗塞一樣，都是提供心臟氧氣與營養的血管，也就是「冠狀動脈」阻塞的缺血性心臟疾病，又稱為冠狀動脈症候群，會伴隨瞬間的急劇疼痛，若沒有接受適當的治療，會演變成整個心臟的疾病，約占猝死原因的八成，所以又有「死亡的現實炸彈」之稱。

這一代表性的重症疾病——動脈硬化症與急性冠狀動脈症候群，是韓國人主要的死因之一，必須特別小心。特別是要治療急性冠狀動脈症候群的患者，必須在動脈內置入金屬支架、或是氣球，以擴張血管，讓心臟不會因此缺氧。

一般來說，動脈是調節體內必須氧氣與營養物質、或是細胞供應的通道，如果動脈無法正常運作，就會出現營養不足的現象，而運送血液的血管，也就是動脈出現硬化時，就稱為動脈硬化，必須要透過治療，除去讓血管變厚的原因，同時也必須調整膽固醇。

因此，年紀越大，會因為動脈硬化而增加狹心症、心肌梗塞的危險性，心血管專門醫生提出勸告，要預防心血管疾病，就必須保持每天爬四層樓的高度（約七十至八十個階梯）。

再者，保持每天從捷運站下車後，約走十五分鐘的路程，是最佳的方式。年紀越大，越需要好好維護健康，為了不讓血管壁沉積，就必須降低壞的膽固醇（LDL）攝取，清除血管壁累積的膽固醇，提高抗氧化的好的膽固醇（HDL）的攝取量。

可能是動脈硬化症的症狀

1. 心臟絞痛的症狀。
2. 無力或是必須很用力。
3. 毫無慾望、沒有食慾。
4. 突然出現氣喘，而且反覆出現。

動脈硬化症預防與解決方法

1. 避免攝取牛、豬等動物性油品與奶油，起酥油、蝦子、鰻魚、蛋黃等膽固醇高的飲食。
2. 可以多攝取萵苣、菠菜等黃綠色蔬菜，以及海帶、昆布海藻類、以及菇類，水果類的石榴為佳。

3. 提味部分，以辣椒粉、胡椒、大蒜、食醋取代鹽。

4. 一週至少三回以上、每回三十分鐘的步行、自行車、登山、游泳等有氧運動。

5. 定期進行血液檢查，監控血液中脂質指數。

6. 食物清單盡量採用豆類、豆腐等食物性蛋白質、白肉魚為佳。

7. 按摩被稱為第二心臟的小腿肌肉，促進血液循環為佳[7]。

7 安保徹、石原結實、福田稔三位醫師於著作《人體免疫抗病醫學書：打破偽常識，啟動防疫自救力》一書中指出，小腿肚是血液循環中最重要的器官位置，所以將它定義為「第二顆心臟」，按摩小腿肚，可以改善心臟、血管和循環系統的疾病（高血壓、狹心症、心律不整和心肌梗塞等等）。

暈眩症

暈眩症是什麼病

暈眩症是年紀大之後，容易出現的代表性症狀之一，與痛症、顫抖並列為健康三大紅燈警訊症狀。暈眩症在年輕時可能是因為貧血而來，但老人的情況，可能是因為老化而出現耳朵、或神經功能下降之故。

耳朵有掌控身體平衡的「前庭系統」，此處的耳石旋轉，造成暈眩症，也就是掌控身體平衡的前庭系統有所損傷，造成暈眩症。

暈眩症會為日常生活帶來困擾，從小孩到成人都可能會出現，特別是六十五歲以上的老人，約有百分之三十八左右有暈眩症。

但是老人的暈眩症不只會造成不便，還可能會受傷，因此要特別注意。因為跌倒會造成骨頭受傷、或是危及生命，而髖關節碎裂的老人，在一年內死亡的機率高達百分之六十七。不過這不是嚴重的疾病，透過持續的運動，可以找回身體的平衡感、緩和暈眩症，就不容易跌倒。

於此要注意年輕人與老年人的暈眩症不同，因為暈眩症不只與腦部有關，也與耳朵、眼睛、脊椎、內臟等有關，若是腦梗塞或是腦中風、腦出血等與生命有直接關係的暈眩，就必須與時間賽跑。

因此，暈眩症有因為貧血而出現的單純暈眩症，也有因年紀大而可能導致更嚴重的疾病。也就是當發現聽不懂對方說什麼、或是走路時常有一側的身體歪斜、難以控制的暈眩時，就需要區分是否為腦梗塞，或是腦血管疾病、退化性腦疾病、顱內腫瘤，因而必須到醫院就診確認。

可能是暈眩症的症狀

1. 從椅子上起身時，無法掌控平衡。

2. 搭乘電梯時，會感到暈眩或是想吐。
3. 走路時，會覺得周遭上下搖晃不止。
4. 在公車或是捷運上覺得難以維持重心，眼前一片搖晃。
5. 稍微一用力就覺得天旋地轉。

暈眩症預防與解決方法

1. 平時搭乘公車或是捷運時以站立方式掌握身體平衡。
2. 正確站立的狀態下，不彎腰的讓身體前後搖晃。
3. 四肢緊貼身體，屁股前後搖動。
4. 雙腳與肩同寬，膝蓋微彎三十秒左右。
5. 雙腳各往前、後跨一步的距離不動，上半身前後移動。
6. 聽不清、或是走路會搖晃時，請主動到醫院就診。

阿茲海默症、血管性失智症

阿茲海默症與血管性失智症是什麼病

「老人的陰影」失智，無法透過手術治癒，所以是六十歲以上的老年人最恐懼與害怕的疾病。失智在過往不知道確切病名的時代，稱為「老糊塗」，其實失智是腦細胞被破壞，導致認知能力逐漸減退，明明肉體還好好，但靈魂卻已經失去正常功能的可怕疾病。

阿茲海默症與血管性失智症等失智問題，不僅自己，連同家人都會承受莫大的身心痛苦與壓力，所以每一位老年人都會很擔心此病症。

依據韓國保健福祉部[8]統計，目前六十五歲以上的失智症患者約六十三萬人，韓國六十五歲以上老人，每十名就有一名失智症患者；另外根據該機關的研究調查指出，罹患失智症的最高危險值位於八十五歲，也就是八十五歲以上老人中，每兩位就有一位有罹患失智症的風險，而在退化性腦疾病的阿茲海默症、血管性失智症、帕金森氏症中，罹患阿茲海默症的比率為百分之五十至七十。

再者，較少見的路易氏體失智症，是次於阿茲海默氏症的第二常見退化性失智症，發生率占所有失智症的百分之十五至三十，意外的是韓國人較不知道這一失智類型，還是透過連續劇才讓大眾廣泛地認識到這一種類型的疾病，特別是路易氏失智症，與老人性失智症、帕金森氏症的症狀相似，非常容易混淆。

失智症的階段，是從健忘症開始，進一步到認知能力低落，接著就是輕度的認知低落，再來就是阿茲海默症初期，然後發展到重症的失智症。

失智症的種類相當多元，從嘎嘎笑的失智開始，到認為每一棟建築物都是自己的、不肯丟東西、不斷累積物品等各種年紀一大就出現各種奇怪行為的情況，都可能是失智

8 相當於我國的衛生福利部。

的現象。再者，不是只有記憶力不斷下降才是失智症病徵，還有行動緩慢、嚴重夢囈或是憂鬱症都可以是失智的徵兆。

失智症可分為阿茲海默症與血管型失智症。提及失智，最先想到的就是阿茲海默症，阿滋海默症是β類澱粉蛋白質大量堆積在腦中所導致的疾病，症狀多會出現在七十到七十五歲左右。

年輕人所罹患的血管性失智，是血管內累積過多油脂性沉澱物（動脈硬化），導致血管變硬，或是廢棄物累積在腦血管，導致腦血管堵塞，因而殺死腦細胞而產生的失智。

在失智症患者到達百萬[9]的時代，失智再也不是他人的事情，失智萌芽於四十歲，所以從中年開始就必須攝取鯖魚、鮪魚、鮭魚等魚類，以及核桃、紫蘇油等富含有**omega-3**脂肪酸的**DHA**，再者，當聽力與視力下降，牙齒缺損時，都可能影響認知能力

9　此為韓國數據，我國情況參考台灣失智症協會網站「失智人口知多少」一文中指出，目前台灣六十五歲以上老人共三百四十三萬三千五百一十七人（全人口的百分之十四・五六），其中輕微認知障礙（MCI）有六十二萬六千二十六人，占百分之十八・二三；失智症有二十六萬九千七百二十五人，占百分之七・八六（其中極輕度失智症有十萬九千七百零六人）。也就是說六十五歲以上的老人約每十二人即有一位失智者，而八十歲以上的老人則每五人即有一位失智者。http://www.tada2002.org.tw/About/IsntDementia。

低落，必須特別注意各種感受障礙，以提早預防失智的情況。

再者，根據精神科醫生所說，不斷挑戰新事物、鍥而不捨的學習新事物的人，比較不會罹患失智。以我的父親為例，年近百歲，記憶力與精神健康都正常，每天運動、學英文，養成習慣每天會在筆記本、日記本上寫下今天該做的事情與今天有哪些事情，對預防失智有很大的幫助。

如此一來，規律的運動與學習、閱讀，讓大腦持續活躍，對失智預防相當有利，畢竟年紀越大，越需要注重腦部健康才行。

可能是阿茲海默症的症狀

1. 開始出現輕微的健忘症，忘記最近的事情。
2. 出現妄想症或視距攻擊性。
3. 方向認知能力下降，想不起單字、名字等記憶力下降。

可能是血管性失智症的症狀

1. 身體麻痺、或是發音不清楚、視野變窄。
2. 記憶力、認知能力突然變糟。
3. 個性變急、變懶，以及易怒。

阿茲海默症與血管性失智症預防與解決方法

1. 改善油膩的飲食習慣。
2. 多攝取對血管健康有益的腦部營養素「omega-3脂肪酸」。
3. 經常攝取對預防失智有益含有兒茶素成分的綠茶、黃綠色蔬菜、富含油質的魚類、橄欖油、堅果類與咖哩（常吃咖哩的印度人，阿茲海默症的發病率偏低）。
4. 每天看報紙、讀書，寫日記、或是家計簿，活化腦細胞。
5. 挑戰新事物、學習新事物。
6. 多做身體運動，以提高認知能力。
7. 走路是腦部運動，對腦部有益，因此要將養成走路習慣。
8. 減少與人們接觸會讓認知能力下降，所以必須不斷認識新朋友。

9.必須讓身體與腦部不斷活動，才能維持身體與精神的健康。

帕金森氏症

帕金森氏症是什麼病

帕金森氏症是分泌多巴胺這一神經傳導物質的特定神經細胞減少，造成移動障礙所形成的一種腦部、神經系統疾病。於腦內的免疫細胞分泌過多的發炎物質，破壞腦細胞的同時，發生的代表性神經退化的老年人疾病，常見的患者症狀有拄著拐杖腰已挺不直、雙手顫抖，或是頭會搖晃不止、腳不時會打結的老人[10]。

另外年輕人會罹患的帕金森氏症症候群，與帕金森氏症不同，換句話說，雖然與帕

10　帕金森氏症是是一種慢性腦部退化疾病，患者的肢體容易有震顫喪失平衡感等動作障礙，其中只有百分之二十至四十會合併失智症，稱為帕金森氏症失智症。

金森氏症的症狀類似，但與引發帕金森氏症的原因不同。

目前帕金森氏症病患有約三十萬到四十萬人以上，也就是每一千人就會有四人罹患這一疾病，雖不是常見的疾病，但六十五歲以上人口，目前每年以百分之一左右的比率持續增加[11]。

問題是這些因高齡化而出現的疾病，容易因為延誤一、兩年而錯失黃金治療時機。在沒有正確治療的情況下，疾病進行的速度雖然緩慢，但症狀惡化之後會出現併發症，可能會讓患者在九到十年內死亡，但若有確實治療，這是一個可以緩解、或是改善症狀的疾病。

帕金森氏症會逐漸無法寫字、或是連扣鈕釦這一簡單的動作都無法自行完成，這是因為患者手會顫抖、肌肉僵硬，身體無法隨心移動之故。

接著會難以準確的吞嚥口水與食物，最終會因全身僵硬而必須依賴輪椅，無法自主行動。走到這一步不僅內心會受傷、傷及自尊，也會讓家人因照護而傷神，危及全家人的生活品質。

11　二〇一九年台灣病患約為十萬人。

帕金森氏症平均年齡為六十四・一歲，患者中十位中有九位是六十歲以上，因此六十歲以上，相較於遺傳因素，更注意因為免疫力下降而造成帕金森氏症的情況，也就是要規律運動、需要充分的曬太陽光，以及規律的睡眠時間等基本生活習慣，以提高免疫力[12]。

再者代謝症候群（腹部肥胖、高血糖、高血壓、高血脂症、高膽固醇，以上有三項符合者）越多，越可能罹患帕金森氏症，所以必須努力預防罹患這一類慢性病。

帕金森氏症患者的治療，可以採取走路、游泳、按摩、瑜伽等運動，以及藥物治療與物理治療，效果最明顯。

可能是帕金森氏症的症狀

1. 走路時，只有一側手臂會動、或是只有一側手會顫抖。
2. 一側肩膀會無力。
3. 一側腳會一拐一拐、或是進食時會口水不止。

12 帕金森氏症是個神經退化疾病，與免疫力下降應該沒什麼關係，這一段的作法有待商確。

4. 平時手、或腳會嚴重疼痛。
5. 雙腳麻痺，難以行走。
6. 常見顫抖、僵硬、動作緩慢、不安全的姿勢。
7. 常出現味覺喪失、或是夢囈現象嚴重。
8. 常不自覺得晃動肩膀、或是不自覺浮躁。
9. 難以保持平衡，常跌倒。
10. 睡到一半會打身旁的人[13]。

帕金森氏症預防與解決方法[14]

1. 白天集中精神於各項活動、晚間有規律的睡眠時間。
2. 每天有適當的運動、按摩。
3. 充分曬太陽。

13 作者所述「睡到一半會打身旁的人」此項症狀，與帕金森氏症可能沒有很大的關係，因此是否為可能症狀尚待商榷。

14 作者所述之預防與解決方法皆不能預防，帕金森氏症是個退化疾病，而且多巴胺有腸胃副作用，也不能進入腦中，服用並不能改善帕金森氏症。

4. 攝取有益於血液循環的蔬果。

5. 補充多巴胺。

跌倒與隱藏性腦疾病

跌傷與隱藏性腦疾病是什麼病

通常在老化過程中，會因骨骼較弱而容易跌倒，或是從高處跌落、或因沒注意而絆倒，因此而受傷的情況，稱為跌傷。也就是所謂跌傷是跌落、跌倒導致身體受傷，大部分出現在老年人身上。

尤其老人最大的敵人是絆倒，必須小心注意，因為一跌倒會導致腿骨斷裂，無法站立，因此不跌倒也是長壽的重要祕訣之一。

韓國六十五歲以上老人的身體傷害中，過半數都是跌傷，每年都會有老人跌傷意外，而且年年增加，所以跌傷是不可小覷的情況。

老人的跌傷不僅止於單純的受傷，跌傷後會導致身體活動量減少、體力會隨之下滑，而體力下滑免疫力就會跟著下降，就會容易罹患其他疾病，最終導致死亡。

用一實例來說明，我有一位非常親密的友人，因為體重過重、運動不足，導致體力不好，平常就很常跌倒，某一天因為跌倒而住院，卻不幸在醫院感染肺炎，剛過七十歲就突然離世，這代表跌傷也可能危及生命。再者，骨質疏鬆症的患者，可能會因為輕微的跌傷而出現嚴重的傷害，進而引起併發症而死亡。

這一類跌傷意外，對患者及其家屬會造成生理與心理的傷痛，也需要承擔經濟上莫大的損失，不過跌傷是可以透過小心注意來預防。

有句笑話是這樣說的「想要安享晚年，連落葉都要小心」，特別是年長者，只要在晚年時多注意一點，就能預防跌傷。上了年紀的人，不論是住在獨棟、或是公寓式的房子，因為待在家裡的時間變多，所以必須注意房間、陽台、廁所等都不要有尖銳處，也要在浴室設置防止跌倒的止滑裝備。

換句話說，就是要改裝成適當的居家環境，來防止跌傷，因為五十歲以上因跌傷導致髖關節骨折的患者，十位中有兩位會熬不過一年，而若需要長期躺臥，可能會因為肺炎、膀胱炎、肺水腫、褥瘡等併發症而失去生命。

對老人來說，跌倒是很嚴重的問題，輕則骨折、重則出血，因而住院治療期間也可能出現併發症。特別是肌肉弱化之後會顯著影響生活能力，嚴重時會危及生命。

老人會常跌倒的主因有腦中風、帕金森氏症、各種失智疾病，還有鎮靜劑、抗憂鬱症藥物等的副作用，而飲酒與視力減退也是原因之一。

再者，單純的老化的確會讓身體動作變慢，肌肉與骨骼較弱，也容易受傷，但也不能因此而單純認定出現行走障礙、常跌倒只是因為「上了年紀才這樣」。

當年紀漸長、反覆出現跌傷情況時，原因就可能是發生腦部疾病，當自己相較於同年齡朋友更常跌倒的話，就要懷疑是否有腦部問題出現，需要接受神經學的檢查。

可能是跌倒與隱藏性腦疾病的症狀

1. 走路步伐比過往慢、踏步距離變窄。
2. 步行時，減少手臂擺動。
3. 坐著起身時，腳步會遲鈍。
4. 下半身會突然無力，常出現遲疑的現象。

5. 步行困難、比同齡朋友更常跌倒。

跌倒與隱藏性腦疾病預防與解決方法

1. 倒退走會增加跌倒風險，盡量不要這樣做。
2. 保持家中光線明亮，並拿掉門檻。
3. 家中浴室等處要設置止滑墊。
4. 透過腦神經檢查確認是否是由於腦部發生疾病，才會導致時常跌倒。
5. 室內外溫差不要太大。
6. 年紀漸長，容易因為疲勞、睡眠不足而增加跌傷的危險，要盡力避免。
7. 不要穿容易跌倒的鞋子。
8. 要與醫生確認目前服用的藥物中，副作用是否包含容易跌倒。

肌肉痙攣症

肌肉痙攣症是什麼病

肌肉痙攣症會出現在走太多路、或是過度使用較少使用的肌肉時發生的症狀，我們常以「抽筋」一詞代替，是年紀漸長後常出現的一種症狀。

五十歲以上有三分之二的人有過肌肉痙攣的現象，其中有一部分是重症疾病的緊訊，當老年人靜止不動也常會出現肌肉痙攣的現象時，就可能是急性腎臟病、或是心臟、腦部疾病，因此要注意肌肉痙攣的時間與強度，嚴重時要就醫檢查。

為何這一類疾病會引發肌肉痙攣呢？目前沒有明確的誘發原因，但推測是血液中緩和肌肉的鎂、與肌肉收縮鈣濃度過低、或是代謝機能急速下降、或是神經系統的問題。

若肌肉痙攣不是因為心臟、腎臟、或是腦血管等特別疾病時，多數就只是老化而引起的肌肉減少所致。所以，若只是肌肉較無力，可能就是疲勞導致動了就會肌肉痙攣，這一類的肌肉痙攣就不是疾病，只要多做伸展運動即可有效遏止肌肉痙攣。

再者，也有人認為額外服用鎂、鈣等維生素，可以有效預防、緩和肌肉痙攣，但沒有任何方式比伸展更有效，藉由多走動、或是按摩容易肌肉痙攣的肌肉、小腿、腳底，可以緩和肌肉疲勞。

年紀大之後，若走路過度、或使用不常使用的肌肉、或是過度使用肌肉，就容易在夜晚出現肌肉痙攣的情況，而這一情況是因為老化而引起，不用擔心。但若是出現靜止不動也會肌肉痙攣的情況，就需要懷疑是否是為重症疾病，一定要就醫檢查。

可能是肌肉痙攣症的症狀

1. 不做任何事情、或休息時，也會肌肉痙攣。
2. 肌肉痙攣的同時，伴隨著感覺異常、肌肉弱化。
3. 肌肉痙攣發生時，用手移動肌肉、或按摩也無助於緩和。

4. 每回運動時都會出現肌肉痙攣。

肌肉痙攣症預防與解決方法

1. 平日須固定伸展。
2. 水分不足時，也容易引起肌肉痙攣，要多喝水。
3. 盡量不攝取咖啡因飲品。
4. 鹽分不足時也會發生肌肉痙攣，因此需要攝取適當的鹽分。
5. 睡覺時，在腳部墊一個枕頭，讓腳部高過於心臟位置，可以防止睡眠時發生肌肉痙攣。

帶狀皰疹

帶狀皰疹是什麼病

帶狀皰疹是年幼時曾經感染過的水痘病毒潛伏在體內，直到年老後、或是癌症化療者、慢性酒精依賴者、承受重大壓力者、過勞者，就會因為免疫力急劇下降，而再次發生的急性疾病。帶狀皰疹主要發病的年紀為五十到七十歲，二〇一七年有七十一萬患者，目前每年增加的速度為百分之五・七，全韓國國民約有百分之二十罹患帶狀皰疹，是常見的疾病。近年來也越來越常發生在壓力過大、或是過勞的二十到三十歲的年輕人身上。

帶狀皰疹是分布於胸口、背部的神經節，此外還可能出現在眼睛、額頭、嘴巴、耳朵、胯下、肛門等部位，因與感冒症狀相似，所以多半都無法太早發現。而多數人都知道帶狀皰疹是會讓皮膚發紅發腫、產生水泡的皮膚病，是會造成神經發炎與損傷的「神經性疼痛」疾病。

因此，確診為帶狀皰疹時，雖然也可以去皮膚科，但盡量選擇可以同時進行神經治療的醫院為佳。特別是帶狀皰疹若沒有接受適當的治療時，容易引發難纏的併發症[15]，爾後所引發的神經痛會難以痊癒。

發疹與水泡長在眼睛周圍皮膚時，屬於眼部帶狀皰疹，患者有三分之二會同時有角膜炎的情況，有時可能會出現青光眼、視力下降，嚴重可能導致失明。若在皰疹發疹後的三天內，也就是早期階段服用抗病毒藥物，可以緩和這一疾病的症狀與神經痛，效果極佳。

人們很清楚帶狀皰疹的痛，比分娩、癌症的痛還嚴重，最少七到十天，若出現併發症時，可能數年內都會疼痛纏身，若是嚴重的話，還需要服用管制類的鴉片止痛藥，而在皰疹周圍採用濕潤治療的話，有助於緩和疼痛。

15 帶狀皰疹不是每個人都會併發神經痛，而且治療帶狀皰疹不會減少神經痛的機會，所以說「沒有適當治療會引發併發症」是有待商確的。

再者，帶狀皰疹患者水泡內的水痘病毒仍具活性。若未曾得過水痘者或未曾施打過水痘疫苗者，仍應避免接觸照顧帶狀皰疹患者，所以最好的預防對策是接種疫苗，帶狀皰疹的預防接種完成後，有百分之五十的預防效果，也可緩解百分之六十以上罹患帶狀皰疹之後而產生的神經痛，所以還是接種疫苗為佳。特別是帶狀皰疹好發於夏季的七、八月，因為這時體力下降、免疫力也隨之下降，而老年人又容易於夏季出現免疫力下降的情況，因此要特別注意不要因此罹患帶狀皰疹。

可能是帶狀皰疹的症狀

1. 初期會噁心、疲勞，或是劇烈疼痛，伴隨搔癢。
2. 身體無力、感到疼痛。
3. 皮膚長出紅色皰疹、有水泡、長疹子。
4. 皮膚一碰就會痛、特別是輕微碰觸就會引起嚴重疼痛，更換衣服的時候會特別痛苦。

帶狀皰疹預防與解決方法

1. 強化免疫力、改掉不好的習慣。
2. 規律運動與攝取維生素D。
3. 多攝取富含維生素的蔬果。
4. 接種帶狀皰疹疫苗對於預防帶狀皰疹相當有效。

Part 4

小心八大癌症，就能過上銀光人生

——特徵與原因、可能症狀、預防與治療

造成死因的三大疾病之一就是癌症，全身除了手、腳指甲與頭髮外，連眼皮癌都有，真的是身體各處都有可能長出癌，唯有一個地方例外，那就是心臟，因為心臟能保持溫暖、隨時跳動，所以是唯一一處免於癌症威脅的器官。心臟之外的任何地方，都可能會出現疾病，而在許多疾病當中，最令人傷腦筋的就是癌症，尤其是癌細胞可能在一夕之間就增長數百到數千個。

韓國目前有約以一百五十萬人罹患癌症治療中，同時每年新增三十萬癌症患者，無聲無息找上門的癌症、無聲無息地威脅我們的性命，死亡率極高，是我們恐懼的疾病。六十五歲以上的高齡者死亡原因第一位當然是癌症，如上述，目前確實也有許多人活在癌症的痛苦之中。

癌症是不健康的人體細胞突變，以不正常的速度快速分裂，大部分癌細胞會快速的移轉到身體其他部位。癌症可以透過戒除對身體有害的菸、酒，以及養成攝取對身體有益的飲食習慣、以及良好生活習慣來預防。

目前已知的癌症種類有三百多種，其中最具代表性的有胃癌、肝癌、大腸癌、食道癌、胰臟癌、膽道癌、乳癌、肺癌、卵巢癌、腎臟癌、前列腺癌、子宮頸癌、膀胱癌、陰囊癌、白血病（血癌）、淋巴癌、鼻咽癌、口腔癌、腦腫瘤（腦癌）、頭頸部腫瘤

（上顎癌、舌癌、口腔前庭癌、喉頭癌、下喉頭癌）、眼皮癌（皮脂腺癌、底細胞癌）、腫瘤癌等。

上了年紀後，萬一罹患其中一、兩種癌症的話，死亡率就會增加，目前全球最多的癌症是肺癌、大腸癌、肝癌、胃癌，而韓國危險性最高、死亡率分居第一、第二位的是大腸癌與肺癌，另外胃癌、肝癌、子宮頸癌、乳癌占全體癌症患者中的三分之二。

特別是集中在胃癌、大腸癌、肺癌、肝癌、乳癌、子宮頸癌、甲狀腺癌、前列腺癌共八大癌症，因此我們帶大家認識這八大癌症的特徵與原因、可能症狀、預防與治療方法。

1. 胃癌

胃癌的特徵與原因

目前許多年輕人喜歡找觀相、或是算命，而近年來算命一職也逐漸成為新風俗道，而百歲時代的來臨，讓年輕世代更喜歡詢問「能活到幾歲」一類的問題，也會習慣性、或是較老套的語調說出「是胃不好」。

這話表示任何人都可能會出現胃炎，畢竟數十年來不斷操勞的胃，也可能演變成胃潰瘍，或是進一步進展到胃癌。

胃癌被視為是落後國家的疾病，但開發中國家也依然占一定比例，韓國過往發病率第一名是胃癌，如今是將第一名的位置讓給前列腺癌，但依然是發病率第二名的癌症。

若說前列腺癌、或是乳癌有十年的生存率，而胃癌就只有五年的生存率，因此依然屬於危險的疾病。也就是若無法早期發現，癌細胞就會擴散到其他臟器，會連抗癌藥物都無法挽救，患者最終只能在痛苦中離世，確實是一種很危險的疾病。

胃癌，要發展成初期胃癌需要四年以上的時間，早期胃癌走到持續性胃癌也需要四年的時間，所以只要在八年內發現，或是在癌症的一開始，還沒擴散到其他部位前，就接受手術治療的話，肯定是可以痊癒的疾病。

一般提起胃癌，是指胃腺癌，而胃腺癌是胃黏膜組織的細胞，產生腺癌性的變化，製造出腫塊、或是惡性潰瘍的癌症，韓國、日本、中國的胃癌發生率，占全世界百分之五十以上。

胃癌專門醫生認為，吃太鹹、常外食、甜食、胃幽門桿菌是主要原因，特別是又辣又鹹的飲食、高溫加熱的飲食、添加氮氧化物的飲食、經常性抽菸喝酒，因其危險因子較高，發病機率也較多，因此年長者必須時刻小心，避免危險因子，才不會讓胃癌找上門。

胃癌的可能症狀

1. 常常出現上腹部痛。
2. 上腹部不舒服、或是消化不良的症狀、痛症等。
3. 貧血（缺鐵性貧血）。
4. 一動就會很辛苦，爾後出現血便現象。
5. 體重下降。
6. 嘔吐、或是吐血。
7. 上腹部摸有硬塊。

胃癌的預防與治療

1. 避免食用又辣、又鹹的刺激性食物。
2. 避免食用過熱飲食。
3. 不吃腐敗或有黴菌的食物。
4. 鹽分少一半，並且少吃燒烤的食物。

5. 遠離速食。

6. 遠離過冷飲食。

7. 攝取蔬菜、水果類，及糙米為佳。

8. 以食用乾淨、新鮮的食物為主。

9. 攝取可預防胃癌的食物（大蒜、玉米、番茄、水梨、可可、洋蔥、地瓜、高麗菜、花椰菜、甜椒）。

2.大腸癌

大腸癌的特徵與原因

我們從嘴巴吃下的食物，會經過食道、胃、十二指腸、小腸、大腸，最後由肛門排出，大腸是位於腹部消化器官的最後一部位，可分為與小腸相接約有一・五公尺的結腸、以及到肛門口有十五公分距離的直腸。

所謂大腸癌是從盲腸到肛門段的大腸，因為出現癌細胞而形成惡性腫瘤，多發生在男性身上，不過超過六十五歲以上時，也可能對女性產生嚴重的威脅。

大腸癌是韓國過去艱苦歲月中所少見的疾病，過上好日子的現今才比較常發生，因此又被稱為先進國家型的癌症，也就是與西洋飲食有密切關係的疾病，但近年來卻快速增加中。

因此，四十歲以上，若排便產生變化，出現如同鉛筆一般細長、或是太長、腹痛、腹瀉等情況，一旦持續兩週以上，或是便中帶血的話，就必須找醫生確認。再者，中年過後體重無端下降、喝酒時會想吐[1]、或是腹痛，出現貧血、無力情況時，就需要疑心是否為大腸癌，最好是定期五年做一次大腸內視鏡確認狀況。

大腸癌會因為位置不同而區分為結腸癌與直腸癌，從肛門口往內約十二至十五公分為止發生的是直腸癌，而若在剩餘部位發生時，就是結腸癌。

大腸癌多數都發生在大腸內側黏膜處，相當例外的情況才會在黏膜下組織、或是肌肉層出現腫瘤。一般來說，大腸癌多是大腸黏膜產生上皮性腫瘤。再者，直腸出現的癌症與大腸不同，治療方式、術後管理也不同，所以會另外稱為直腸癌，而肛門出現的癌症則稱為肛門癌。

大腸癌是男性為主，次於胃癌，專業醫生認為大腸癌發生的主因，是我們從過往以素食為主的飲食習慣，轉為肉食為主，因此中年過後必須減少攝取肉類。然而，大腸癌

1　作者所述之「喝酒時會想吐」恐有疑慮，喝酒會吐比較是上消化道（胃）的問題；而非下消化道（大腸）的問題。

比其他癌症好的部分是，都會經歷「息肉」的階段，可以透過內視鏡發現進而手術去除即可，是最佳的大腸癌預防方法。

因此，上了年紀就儘可能不要吃太多肉，以蔬菜為主，並且搭配定期做大腸內視鏡檢查，是最好的預防方式。

大腸癌的可能症狀

1. 胃痙攣、吐，以及便祕。
2. 貧血、食慾不振或是體重減少。
3. 肚臍下方緊繃、會痛。
4. 常感疲勞或是暈眩。
5. 大便略為變細、變短。
6. 常會腹瀉、放屁，大便味道變重。
7. 黏膜便或是血便。
8. 與痔瘡相同，衛生紙上會擦出血。

9. 排便時會痛、排便後會有殘餘感。

大腸癌的預防與治療

1. 減少攝取肉類或是脂肪。
2. 努力做到禁菸、禁酒。
3. 增加攝取纖維質。
4. 遠離燒烤、油炸飲食。
5. 多吃蔬菜、水果。
6. 食用山菜、春菜等植物料理、或是飲用酵素液。
7. 每四到五年做一次大腸內視鏡檢查。

3. 肺癌

肺癌的特徵與原因

所謂肺癌，是肺部長了惡性腫瘤，分為原生性的肺癌與移轉型的肺癌，常見發生於支氣管、細支氣管、肺泡等組織的肺癌，都是原生性肺癌。

肺癌目前是癌症死亡率第一名，因為被診斷為癌症的患者中，八名中有一名是肺癌患者，或是因為癌症而死亡的患者中，五名中有一位是肺癌患者，而一旦被診斷為肺癌，很快就會走到死亡，所以被稱為毒癌，是癌症死亡率第一名的原因。其中，肺癌常見於男性，次於胃癌的比率，對女性來說，也是排名第四、五位的癌症。

肺癌發病率是甲狀腺癌之外，排名整體第四位，六十幾歲百分之三十四・一、七十幾歲百分之三十一等，老年人的發病比率較高，治療也相當困難的一種癌症。

肺癌少見於先天性遺傳異常的情況，幾乎都是後天性的問題引起，而後天性的問題多數是抽菸，因此只要禁菸，就是預防肺癌的方式。

再者，慢性支氣管癌、或是會提高肺癌發病率的懸浮微粒（PM2.5），也被世界衛生組織（WHO）列為一級的致癌物質，因此要如何讓身體遠離懸浮微粒的威脅也非常重要。當懸浮微粒嚴重時，外出一定要配戴口罩，回到家後，鼻子與身體都要清洗乾淨，為了防止這些懸浮微粒累積在體內，要經常喝水，這樣才能做好遠離懸浮微粒與預防肺癌。

然而，肺癌初期診斷十分困難，癌症移轉的速度又非常快速可怕，可以說癌症擴散速度最快的就是肺癌，肺癌最快速發展的情況，是癌細胞數以兩倍增長速度，我們稱為「倍增時間」，至少會從第八天開始，所以肺癌在特性上是越早發現、生存機率越高、治療效果也才會最佳。

只是肺癌難以早期發現，直到出現某些症狀時，就已經錯過黃金治療時機，所以年紀漸長，必須定期做低劑量的電腦斷層掃描檢查（Computed Tomography，簡稱CT）。

肺癌的可能症狀

1. 超過一個月的痰、血痰，伴隨持續性咳嗽。
2. 咳血、肩膀痛、胸痛。
3. 喘不過氣、呼吸困難。
4. 體重下降。
5. 聲音產生變化。

肺癌的預防與治療

1. 執行戒菸。
2. 小心二手菸。
3. 遠離懸浮微粒與空氣汙染。
4. 遠離冷風，外出配戴口罩。
5. 山區散步，進行森林浴。
6. 相較於瓦斯，要更注意電子產品的使用，還有要經常換氣，以消除廚房內油煙味。

7. 懸浮微粒會沾黏在呼吸道的黏膜，提高肺癌發病的可能，所以儘可能要多喝水。

8. 多攝取預防肺癌最有效的紅蘿蔔（紅蘿蔔能有效降低百分之六十三的肺癌發病率）。

4. 肝癌

肝癌的特徵與原因

肝癌是全球發病率最高的癌症之一，整體癌症之中，男性排第三位、女性排第六位，肝癌最大的特徵，是不會發生在肝臟沒有任何疾病的人身上，大部分都是出現在慢性肝炎、或是肝硬化等慢性肝疾病的患者。

而令人訝異的是，肝癌可以透過切除、或是移植，恢復一定程度的功能，不過因為肝硬化、肝癌損傷的肝臟是不會恢復，但肝癌若是透過組織檢查，會增加出血等的危險性，所以多數不會採用組織檢查，而是採用CT、MRI的方式診斷，所以檢驗的費用相對比較高。再者，相較於移轉到肝臟之外的臟器，更多的情況是肝臟內部復發，是其重要特徵。

肝癌約百分之九十以上的主因是B型、C型肝炎病毒，若能早期發現，痊癒率相當高。再者，併發症較少，可以透過局部治療提高生存機率，或是以類手術的方式治癒，但若是太晚發現，死亡率就會增高，是預後評估非常可怕的疾病。

肝癌是肝本身發生的原生性肝癌與其他臟器移轉而來的移轉性肝癌，韓國肝癌患者中，百分之八十至九十是從B型、C型肝炎病毒發展而來的原發性肝癌。也就是一百位肝癌患者中，有約七十五位是原本就是B型肝炎病毒帶原者、而C型肝炎病毒帶原者有十五位。

肝癌相較於其他癌症來說，進展速度快，一旦到達能夠發現症狀時，就已經進展一段時間了，難以治癒。然而，肝癌已經是相對能夠早期發現、早期治療的疾病，因此接種B型、C型肝炎疫苗，加上不喝酒等，能夠預防慢性肝疾病，可以守護肝臟的健康。

肝癌的可能症狀

1. 平時經常出現疲勞、無力感。

2. 食慾不振與全身虛弱的症狀。
3. 右側肋骨下方摸起來硬硬的，或是會痛。
4. 上腹部會痛、或是有膨脹感。

肝癌的預防與治療

1. 不要飲酒過量。
2. 遠離有黴菌的飲食。
3. 接種B型肝炎疫苗。
4. 一年做一次腹部超音波[2]。
5. 多攝取對預防肝癌有益的飲食（山芹菜、芹菜、蔬菜果汁、高麗菜、番茄、蒲公英、蓮藕、紅蘿蔔、薺菜、蘋果、生薑、大棗）。

2 如果沒有B、C肝炎，目前不建議定期做腹部超音波。

5. 乳癌

乳癌的特徵與原因

所謂乳癌，是乳房生成癌細胞，成為腫塊（摸起來是硬塊），一般是指乳房的乳小葉與乳管中產生的癌，其中多數都是乳管發生癌症。

乳癌，多出現在四十到五十歲之間的一代，他們自小接觸過多高脂肪飲食等西方飲食文化影響，是目前最具代表性、急速增加的癌症，占女性癌症發病率的第一、第二名。韓國女性罹患的比率，次於甲狀腺癌，排名第二，是常見的癌症，特別是女性荷爾蒙較多的人最容易罹患乳癌，因此初經、避孕、三十歲以後才初次分娩的社會變化，都是乳癌的危險因素。

癌症通常是年紀越大越容易發生，但乳癌卻相對發生在較年輕的人們身上，換句話說，韓國有百分之五十四．七的女性，是發生在未滿五十歲的停經前婦女就已罹患乳癌。

乳癌又被稱為「善良癌」或是「緩慢癌」，早期發現的話，預後狀況會非常好，但不代表可以輕忽，畢竟會對女性特徵造成不少問題，也會承受相當的痛苦，同時也會頻繁的復發與移轉。

乳癌不僅會威脅健康，更會動搖女性特徵，因此早期發現是非常重要的，平時就需要謹守一步驟：鏡子前、二步驟：躺下、三步驟：洗澡時要進行自我乳房檢查等持續性注意，以及定期檢查，才是最佳的預防方式[3]。

乳癌的可能症狀

1. 乳房有硬塊。

3 作者所述之乳房自我檢查，目前已經不推廣，因乳房自我檢查並無法降低乳癌死亡率，反而會增加發現良性腫瘤，進而增加不必要的切片。國民健康署推廣的乳癌篩檢是「乳房X光攝影檢查」。是目前國際上最具科學實證，可有效提早發現並改善預後的乳癌篩檢方法。https://www.hpa.gov.tw/Pages/Detail.aspx?nodeid=1127&pid=8811

2. 乳房會痛。
3. 乳頭分泌增加。
4. 乳房有腫塊、或是皮膚增厚。

乳癌的預防與治療

1. 自我檢查確認乳房是否有腫塊等。
2. 餵母奶、多生產、三十歲以前生產等，可以降低女性荷爾蒙。
3. 均衡的飲食習慣與運動。
4. 攝取Omega-3脂肪酸。
5. 每天要喝一杯養樂多。
6. 每年定期做乳房檢查。
7. 多攝取可治療乳癌的食物（大醬、清麴醬、亞麻籽、豆腐、豆芽菜、高麗菜、花椰菜、杏仁、胡桃、向日葵種子、花生、蝦子、大蒜、大麥、穀類、黃綠色蔬菜與水果）。

8. 燒烤飲食對年輕女性來說，會影響乳癌的發病，儘可能少吃為佳。

6.子宮頸癌

子宮頸癌的特徵與原因

卵巢癌、子宮頸癌、乳癌等僅有女性會罹患的癌症中，相較於卵巢癌之類容易出現癌症轉移等的不僅威脅生命、生存機率低的癌症而言，子宮頸癌是治癒率高、預後也相對優異的癌症。

韓國所稱的子宮癌，大部分是指子宮頸癌，也就是過往韓國所謂的子宮出現癌的說法，多數都是子宮頸癌。但近來因西化的飲食習慣，專屬於先進國家類型的腫瘤，也就是子宮內膜癌的患者有日漸增加的趨勢。

子宮由子宮體與子宮頸構成，一般所謂子宮頸癌，多數是指與陰道連結的子宮入口處，也就是發生在子宮頸的女性生殖器癌症。發生在子宮內膜的就是子宮內膜癌，或是發生在惡性子宮肉瘤的子宮腫瘤。

子宮頸癌在演變成癌症之前，會經歷一段時間的前癌階段，特別是子宮頸癌容易發生在社會、經濟地位較低階層的女性身上，常見於亞洲、南美洲、非洲等開發中國家，目前子宮頸癌在韓國整體癌症的排名是第四位。

子宮頸癌主因是經由性行為感染人類乳突病毒（Human Papillomavirus，HPV），此外，帶有性病的女性、或是免疫功能低的女性、有吸菸史、或是菸齡越長，罹患癌症的危險也越高。

不過，子宮頸癌與其他癌症不同之處，在於可以事先接種疫苗，就算診斷為癌症，也可以透過積極治療而痊癒。因為發生的主因是人類乳突病毒，所以可以透過接種疫苗而達到預防的效果。

因此，未婚女性可以在二十六歲之前接種預防疫苗，是最有效預防子宮頸癌的方法，而最廣為人知的疫苗有保蓓（Cervarix）與嘉喜（GARDASIL）。

子宮頸癌的可能症狀

1. 不正常、不規律的陰道出血。
2. 性行為時出血。
3. 陰道分泌物的量增加（不正常的陰道分泌物）。
4. 腰下方會痛。
5. 性行為時會痛。
6. 排尿困難或是排尿時會痛。
7. 血尿[4]或是體重下降。

子宮頸癌的預防與治療

1. 健康的性生活。
2. 為了阻斷誘發癌症的人類乳突病毒，需要接種疫苗。
3. 多攝取富含維生素A、C，以及胡蘿蔔素、葉酸的蔬菜、水果。
4. 盡力禁菸。

4 作者在此所列之「血尿」有誤。血尿與子宮頸癌無直接關係，前者是泌尿道，後者是生殖器。

7. 甲狀腺癌

甲狀腺癌的特徵與原因

甲狀腺癌是最常見的內分泌惡性腫瘤，近年來激增到達整體癌症中的一、二名左右，在韓國，不僅位居女性終身可能罹患的各種癌症中的第一位，連同男性於各種可能罹患的癌症中，罹患甲狀腺癌的比例也逐漸攀升。

傳統上所謂甲狀腺癌是甲狀腺長結節，所以摸到結節、聲音沙啞的話，是癌症的機率就很高。甲狀腺癌也分為相對惡性較低的分化癌，以及非常惡性的非分化癌，非分化癌會在確診後六個月到一年內死亡，一般來說，提及甲狀腺癌的話，是指分化癌的乳突癌。

乳突癌這一名詞是因形成癌症的細胞塊凝聚的模樣很像乳頭而命名，甲狀腺癌中，有高達百分之九十一是屬於乳突癌。

韓國近十年來快速激增的癌症中，甲狀腺癌就是其一。由於近年來功能越來越好的超音波檢查技術，使得全球激增許多甲狀腺癌的患者，也就是在健康檢查以及乳癌檢查時，能夠及早發現小於一公分的乳突癌，所以治療效果相對良好。

甲狀腺癌的原因是遺傳性缺陷，加上過度暴露於放射線、荷爾蒙不均衡、免疫力低、重金屬等環境毒素、壓力、錯誤的飲食習慣、營養不良、抗氧化功能低落等原因導致。

同時，甲狀腺癌中，只有單純且緩慢進行的「善良癌」，也就是被稱為「烏龜癌」的乳突癌，是屬於治療效果良好的癌症。若是未分化癌，就與其他癌症相同，是危險的癌症，因此年紀漸長之後，需要特別注意甲狀腺癌的預防與保健。

甲狀腺癌的可能症狀

1. 呼吸或是吞嚥時，會覺得好像被什麼東西卡住。

2. 摸到甲狀腺有結節。
3. 聲音變沙啞。
4. 走一下路就會覺得喘不過氣。
5. 不論怎麼睡都會覺得累、容易疲勞。
6. 手指會抖、深陷於無力之中。
7. 沒有感冒卻有咳嗽症狀。
8. 發出呼呼的喘氣聲。
9. 心悸。
10. 臉變黑。
11. 小小刺激就會輕易生氣、敏感。

甲狀腺癌的預防與治療

1. 減少暴露於放射線中。
2. 適當攝取海藻類（但放射線碘治療過程中，則需避免）。

3. 注意干擾荷爾蒙的物質。

4. 補充維生素D。

5. 減少壓力。

6. 規律運動。

7. 強化體內免疫力。

8. 攝取對甲狀腺好的飲食（芹菜、桔梗、覆盆莓、大蒜、大棗、堅果類）。

8. 前列腺癌

前列腺癌的特徵與原因

前列腺癌是發生於前列腺，是逐漸生長成惡性腫瘤的一種專屬男性的疾病，女性不會有。年紀越大、越常見，且比其他癌症的增長速度慢，因此比其他癌症的預後狀況相對好應付。

前列腺癌就算無法進行手術，也可以藉由使用抗雄性荷爾蒙藥物讓腫瘤顯著變小、或摘除睪丸以阻擋男性荷爾蒙的分泌，效果更佳。不過近年來分類為容易移轉的癌症，一旦移轉，預後就不太樂觀。

前列腺約為栗子、或是胡桃大小，是男性才有的器官，前列腺的核心功能是分泌攝護腺液成為精液的一部分，而中間的管道也是射精小管與尿道必經的路徑，它的纖維肌肉與被膜構造能收縮是射精的部分功能。男性過了五十歲之後，罹患前列腺肥大、發炎、癌症等疾病的機率就會大增。前列腺癌幾乎不會發生在四十歲左右的男性身上，但五十歲之後就會急劇上升，年齡越大，攝護腺癌的發生率越高[5]。

特別是罹患前列腺癌的情況，初期是經常想要小便，隨著癌症的進行，會堵住膀胱出口而無法順利小便，造成急性尿瀦留、血尿、尿失禁，當癌症移轉到骨頭，骨頭就會產生痛症。

觀測分析三十年來癌症的死亡趨勢，就癌症死亡率增加的部分，是男性的前列腺癌增加速度最快，大家也很清楚，前列腺發病增加的原因，也是在於西化的飲食習慣，因為肉類含有動物性脂肪，會影響荷爾蒙分泌與功能，進而引發前列腺癌。

因此，要少吃或是避免吃脂肪過多的食物，以及咖啡、菸、酒精等刺激性的飲食，盡量不要攝取有添加調味料、香料等食物，是避免前列腺癌發生的好方法。

5 可參閱行政院衛生署國民健康局出版的《攝護腺癌篩檢？瞭解後再決定！》
https://health99.hpa.gov.tw/media/public/pdf/21718.pdf

前列腺癌的可能症狀[6]

1. 覺得小便一直有殘留感，尿不乾淨。
2. 小便過急或是忍不住。
3. 小便變少、變細、常小便。
4. 精液混合著血。
5. 血尿。
6. 尿失禁。
7. 射精時會痛。
8. 背部、臀部、骨盆會痛。

前列腺癌的預防與治療

1. 減重，以降低罹患前列腺癌的危險。

6 前列腺癌與前列腺腫大的症狀在初期幾乎是不能分辨的，作者所列的症狀是前列腺腫大就可能發生，因此是否為前列腺癌請進一步就醫檢查為宜，無須過於恐慌。

2. 維持適當體重。

3. 調整飲食。

4. 適當持續的運動。

5. 多攝取預防前列腺癌的飲食（地瓜、番茄、杏仁、豆、香菇、綠茶）。

Part 5

問答解惑：「銀光人生，百歲健康」

年紀漸長吃兩餐，健康嗎？

人體所需的三大營養素是碳水化合物、蛋白質、脂肪，再加上維生素、礦物質共五大類，而我們的身體是透過飲食，攝取上述五大營養素以及水分等多樣營養素。

然而錯誤的飲食生活，造成偏食、或是年紀大了之後一天只吃兩餐時，營養供應就會不均衡，而這個不均衡持續一段時間之後，就會讓身體的免疫功能下降，進而染上疾病，因此營養素的均衡攝取非常重要，上了年紀之後，一定要攝取有營養且健康飲食，才能有免疫力。

因此，三餐以在家吃飯為主，當必須外食時，可以選擇營養師推薦的外食餐廳，盡量選擇菜單上包含拌飯、或是一般米食等營養學認可的最佳餐點，特別是含有許多蔬菜類與肉類、雞蛋等蛋白質的拌飯，只要加上一點點辣椒醬，就會是非常好吃的一餐。再者，也可以選擇以雜糧米飯搭配多樣菜色的家庭式套餐，都是營養學推薦的飲食。

我們以蜜蜂為例，來看如何攝取飲食有多重要。女王蜂與工蜂的遺傳基因百分之百一致，若說有不同之處，就是出生後三日起食用特殊飲食——蜂王漿，這一微小的差異，讓工蜂只有二到三週的生命，但女王蜂則是有數年的生命。光這一點差異，就能知道三餐準時，營養均衡是一件非常重要的事情。

因此，當媒體討論起什麼最好時，不要只想著「嗯！嘗試看看，應該會有效果吧？」要毫不猶豫想著「好！如果好的話，我就來試試看！」當年紀漸長，必須積極嘗試各種不同的飲食，也就是要積極的關注三餐的營養，因為三餐正常健康飲食是最基本的要件，或許在他人眼中會覺得有點誇張，但只有這樣能讓自己更健康。

Q

常聽周遭年長者說「飯菜生活」，但年紀大了之後，可以像年輕人一樣只吃兩餐也沒關係嗎？每天一定要吃三餐才可以嗎？

A

先說結論，專家指出吃早餐是吸收能量、緩和消耗代謝的第一步，不吃早餐的話，代謝會有問題，會讓血壓、血糖、膽固醇的調節變差，造成腹部肥胖、提高糖尿病的風險，對健康有害，所以年紀增加，仍是需要保持三餐準時進食的習慣。

特別是攝取營養的正確飲食以及保持正確的生活習慣，再搭配三餐在家正常進食，以提高免疫力，對年長者的健康有直接的影響，畢竟基礎代謝率大致上是一天一千四百卡路里，如果跳過早餐不吃，基礎代謝率就會下降，對健康不好。

在我較窮困的幼年時期，都知道早餐不吃不行，每天都會吃早餐，午餐也都是帶便當，長大後就算晚上有時喝了酒、晚回家，回到家仍一定會吃晚餐。

當時我們全家人都喜歡媽媽做的愛心又營養的飯菜，吃著這些營養的飯菜長大，雖然當時我們家沒有完整的浴室與洗衣機，生活空間有點不方便，但吃飯時全家人圍在飯桌前，吃著媽媽煮的健康又美味的飯菜，與如今習慣外食的一代完全不同。

因此，上了年紀的人多為在家吃飯一族，比常吃外食的年輕一代，不論是吃飯、或是用藥都會準時服用，同樣罹患癌症，也比較能夠承擔痛苦，活得久一點。年紀越輕，雖然看似體力好、身體結實，但只要罹患某一疾病，其恢復力反而比年紀大的人差。

我的父母，今年都已超過九十歲了，沒有罹患任何疾病，相當健康，每天午餐時都會手牽手一起到區廳的食堂用餐，與旁人聊天、分享各種資訊，再一起回家。不論是從小看到大，還是現在，我始終都認為他們每天都有走動、每天都與人交流，三餐正常，而他們的生活習慣不就是維繫健康人生的祕訣嗎？

年紀漸長，一餐不吃的話，身體的各項機能都會下降，換句話說就是免疫力下降，提高罹患各種疾病的機率。癌症移轉、復發的患者中，也有老人因兩週水米不沾而離世，而年輕人則是四周不進食就會失去生命，因此不要缺少任何一餐，三餐一定要正常，畢竟營養能左右健康，是非常重要的一點。

獨居的上班族幾乎每天都會吃「微波餐」、「即食餐」，每間便利商店每年都會銷售一千萬個以上的商品，其中以三角飯糰、杯麵、黑咖啡最熱門。此處包含五十、六十歲左右的獨居者不少，多半都是吃速食、或是即食餐，不但熱量高，也缺乏人體必需的營養，幾乎都是無法均衡營養的垃圾食物。

再者，蓋洛普民意調查公司針對三餐進食的情況作調查，對象是全韓國一千位男女，結果顯示年輕人多數沒有吃早餐，特別是二十幾歲與三十幾歲世代，十位有四位是沒吃早餐餓著肚子。

這樣一來，不僅早餐，接下來的一餐也會隨便吃些自己喜歡的外食、速食，長期下來，營養會不均衡，也增加罹患疾病的風險。也就是相較於過去的時代，現在好似是吃好穿好，但若是仔細檢視內容，會發現韓國人目前的飯桌上，營養相對比較不均衡。而此處還包含日漸增加的五十到六十歲之間的獨居老人。

為了改善這一情況，儘可能營造三餐正常進食的環境，若必須外食就要選擇與在家吃飯一般，有多樣菜色、多種營養的區廳餐廳，能夠吃到營養健康的飯菜，減低營養不均衡的情況。

高齡的獨居者越來越多，若沒有準時用餐，可能會導致營養缺乏，牙齒鬆動，身體各項功能下降，無法如常人一般的咀嚼、吞嚥、消化。

咀嚼或是消化有困難的長者，可以將肉類剪碎，或是蒸過、滷過食用，或是做成營養粥，或尋找有均衡營養的銀髮專用食品，積極補充平日所需的營養。

獨居的獨居飲食、失眠等健康警訊

過往都是夫妻加上兩位子女的典型家庭，「獨居」好似遙遠的代名詞般，但現在任何人都可能獨居，「四人家庭」已經越來越難見到了。換句話說，往後數年間獨居人口即將是最常見的家庭結構。

現今看來，子女與父母住在一起，過段時間會因子女搬出去獨立，或是失去另一半，或是卒婚[1]而獨居成為一人家庭，子女也可能因為不婚而獨立搬出去，成為一人家庭。

然而問題在於一人家庭、獨居時，很容易三餐不正常，讓身體健康亮起紅燈，像是獨居套房的大學生，或是上班族多數都是購買便利商店的「三角飯糰」、「三明治」、

1 夫妻名義上、法律上是夫妻，實際上互不干涉，各自獨立生活。

「便當」等，或者是叫「雞啤[2]」、「小吃」、「炸醬麵」等外送食品。如此一來，在年輕便養成依賴便利商店飲食或是速食，十年到二十年後就會對身體健康產生莫大影響。

雖然人原本就是一個人來、一個人走，而人生在世，最終都是一個人，目前人們所稱的獨居、或是一人家庭，也就是一個人吃飯，所謂「獨自吃飯」這一詞，多少都帶有可憐、孤單、寂寞等較負面的印象。

不過在時局轉換之下，也或許是受到電視節目男性主廚的影響、亦或是大家對於在家做飯的意識逐漸升高，近來找上料理補習班要學做料理的學員，也以男性學員居多，同時也有許多中年、或是花甲之年的老年人學習料理，只為了可以在家裡自己做飯，可見許多人就算一個人住，也會自己做飯來吃。

然而在我生活的那個時空，人們認為一個人很奇怪，避諱一個人吃飯、一個人喝酒，不過時至今日，一個人吃飯、一個人喝酒、一個人玩樂、一個人旅行等，一個人享受的生活逐漸成為流行趨勢，也就是「一個人無法吃飯或是因妻子不在無法吃飯」的

2 炸雞（치킨）+啤酒（맥주）的縮寫。

話，已經成為古老話語了，一人的簡餐也因應而生。

再加上「離婚男」、「單身男」之類的一人家庭增加，「一個人吃飯」、「一個人喝酒」就變得非常自然，而當「我一個人住」的族群逐漸增加，健康就是我們擔心的話題。

Q

近來常見四、五十歲孤獨死的新聞報導，因無法與家人、社會相處，導致逐漸遠離家人與社會，孤獨而孤立、隱居的人確實有增加的趨勢。

目前一人家庭達到五百萬人，也就是每四個家庭，就有一家庭是屬於一人家庭，可以說是近來常見的家庭類型。不過這樣一來，一人家庭所承擔的問題也會更嚴重，除了擔憂目前年長世代出現孤獨死的情況之外，更擔心目前留守爸爸[3]，或是離婚、另一半離世的獨居者，擔憂他們因一個人生活，而導致的健康問題，以及憂鬱症可能造成的失

3 媽媽跟隨小留學生在國外，獨留爸爸在韓國工作賺錢。

眠問題等等。請問，在這樣的情況之下，該如何守護健康呢？

A

應該要選擇對身體好，而且有營養的食物，儘可能選擇非加工食品，並且添加較少調味料的自然食品、或是具有完整營養素的即食食品，才能充分攝取營養。但是常見許多罐頭類、冷凍食品、防腐劑、調味料等各種過多添加物的食品，由於加工食物會破壞營養素，且不安全，因此一人家庭要盡量少吃這些加工食品，多吃自然食品，才可以健康的長壽。

英國廣播公司（BBC）分析「飲食生活與生活習慣」的資料，找出左右世界五個長壽國家的長壽祕訣，其中韓國的飯桌多含有纖維質、營養豐富的發酵飲食，同時擁有可以消除壓力的汗蒸幕，是長壽的因素；在日本，有以長壽聞名的沖繩豆腐與地瓜等食物，以及老年人透過社交活動消除壓力，也對長壽有益。

西班牙以橄欖油與蔬菜為主的飯桌，以及午睡的習慣，是長壽的關鍵；瑞士則是攝取起士與乳製品的比例高，同時擁有「老人幸福國度」第一名的健康福利保險制度，皆是其長壽的原因。另外新加坡被稱為奇蹟的健康保險制度，因其健康保險制度優秀，所以能夠有高品質的預防與治療水準，是他們長壽的主要因素。

根據世界衛生組織數據顯示，俄羅斯男性的平均期待壽命，可能因其天氣寒冷加上飲酒文化，所以不到六十六歲。韓國男性平均餘命則是高達八十歲的長壽國家，不過韓國的獨居女性的情況雖然不錯，但獨居男性的健康卻亮起紅燈。

根據韓國國民健康營養調查顯示，一天兩餐以上獨食的男性，相較於非獨食的男性來說，單獨進食會提高百分之四十五肥胖風險，血壓上升的機率增加百分之三十一，更增加百分之六十四得到代謝症候群（高血糖、高血壓、高脂肪、肥胖等）的可能。

因此成為一人家庭而獨居生活，會難以擁有正確的健康飲食，導致難以維持健康，加上沒有家人、朋友就難以獲得正確的健康資訊，容易隨心所欲地吃東西，沒有養成規律的生活作息，才會導致健康亮紅燈。

換句話說，成為獨居者後，最討厭的就是洗碗，因為不想洗碗而不想做飯，或是喜歡以麵包、杯麵、三角飯糰等簡單食品、或速食替代的獨居者，認為這樣方便性比較高，但這往往會造成五大營養素不足，對健康有害。

還有不吃早餐，會造成午餐暴食；晚餐時間過晚而變成宵夜；再加上獨自飲酒到酩酊大醉，容易造成胃炎、胃食道逆流；而睡眠時間不規律與運動量少等等，讓壓力荷爾蒙（皮質醇）分泌過多，引起睡眠障礙，可能會讓憂鬱症找上門，也會被失眠所困。

人們笑稱「睡眠是趕他走他偏不走、要他來卻偏偏不來」，當睜眼到天明的日子一多，就會借助酒精或安眠藥，反而會讓身體狀況變得更差。所以，獨居者該如何才能睡好又健康呢？

韓國過往的生活模式是大家庭為主，我們採用祖先代代相傳的磚塊狀豆麴製作大醬與醬油，以及各類泡菜等，是發酵食物的起源國，所以造就了今日只要一提及大韓民國，就會自然聯想到大醬與泡菜，這是韓國長久以來基於長輩的飯桌而來的健康飲食。然而近來以核心家庭為主，因為以年輕人為主的飯桌，所以外食、簡便飲食、速食等逐漸增加，這對健康都不好。

對此的解決方案，可以透過經常購買家庭式便當、儘可能減少外食，以及遠離紫菜包飯、宵夜、罐裝咖啡、罐裝啤酒、泡麵、披薩、炸雞等的飲食習慣，再加上保持每天運動的習慣，以及規律的睡眠，特別是菸酒會提高癌症發病率與死亡率，必須自制，同時也可以選擇料理補習班學習做料理，在家自己做飯吃。

有名的飲食研究家是這樣說的「日本是用眼睛進食、中國是用舌頭進食，而我們韓國適用大、中、小的份量來進食」，但這是年輕時的事情，當走入消化力下降、牙齒鬆動的年齡時，食量會越來越小，所以三餐都需要以少量、高品質為主較佳。

再者，可以跟老人團、老人活動中心、同好會的朋友一同進食，這樣可以開心的邊聊天、邊進食，同時互相學習分享等生活方式，提高生活品質，才能讓自己身心保持健康。

也就是一個人寂寞、兩個人仍嫌不足，年紀越大越要走出一個人的內傷，走進人群當中，不論是老人團、老人活動中心、同好會，更進一步走進市集與廣場，與他人交流，順便一同用餐，才能保持身心健康，理所當然的無病無痛活到久久（九九）。

排除動物性食品的飲食習慣有害

許多人會說，素食比肉食健康，所以非常固執不肯吃肉、只願意吃蔬食。或許這就是朝鮮王朝直到第二十七代為止的君王平均壽命，只有四十五・三歲如此短命的原因，只有英祖超過八十歲，享受長壽天命而離世，卻也被記載為是一位遠離肉類的素食主義者。

即便如此，執著於每天素食的生活方式並不恰當，不恰當的理由是，根據食品營養學所建議的蛋白質中，有三分之一是來自動物，而且維生素B_{12}只有動物性食品才有，它是製造紅血球的必需營養素。因此，肉類吃較多的人、蔬菜量也要隨之增加，反之素食吃較多的人，則是要提高肉類的攝取量，才是最好的方式。

對韓國人而言，所謂攝取肉類食品就是「攝取豬肉＝攝取雞肉＋牛肉」，換言之就是攝取豬肉的人居多，特別是脂肪偏多的五花肉，牛肉也是脂肪較多的霜降，再經由高溫燒烤食用。

我們應該要改掉這一壞習慣，改為食用燉豬肉，而牛肉則是建議採用瘦肉牛排，一餐大約一份手掌大的份量，不要以燒烤的方式，而是要以小火燉煮的方式，特別是剛出院的患者，更需要適當的攝取肉類與魚類。

Q

聽到許多年長者，特別是癌症患者之間的對話，都會驕傲地提到他們現在都不吃肉，只吃素，還說癌症患者吃肉的話，會讓癌細胞生長，反而有擴散的危險。請問這樣一致性的排除動物性食品的飲食習慣好嗎？

A

簡單的說，排除動物性食品的飲食習慣是危險的。人體是由蛋白質組成，蛋白質再形成各種不同的胺基酸，也是人體無法自行合成的十種必需胺基酸。

雖然植物性蛋白質可以補充其中幾種人體無法自行合成的胺基酸，但站在補充營養的觀念上，還是必須攝取具有動物性蛋白質的肉類。

這要從舊時的生活情況說起，韓國人的飯桌原本離肉類很遙遠，因為朝鮮時代每當農耕時期，出現牛不足的狀況時，就會頒發禁止屠殺令，或許是因為抓到一頭牛就捨不得放的緣故，每回成均館祭祀時，會將抓到牛隻的血賣到各個小吃店，這也是今日牛血湯的起源。

再者，父母世代只有在年節時才能吃肉，稍微多吃一點就可能會拉肚子，而身為嬰兒潮世代的我，在幼年時期都認為牛是家中財產的第一順位，因為家裡會賣牛供孩子讀書。因此，老年世代自小就沒有吃肉的習慣，所以年紀漸長也不太會想吃肉，反而是更喜歡魚類，且令人驚訝的是只願意吃魚。

但是孩子們是吃肉長大的西方體質，餐餐都需要有肉才會覺得飽，所以去旅行的時候，可能會選擇有肉吃的餐廳，也可能會引起不少衝突。當年紀大的人堅信要守護健康，就必須遠離肉類的執念時，也就是認定吃肉對健康有害、堅持只能吃素的人，確實還是不少。

當然若是痛風患者，的確是要小心容易產生尿酸的帶有核酸（普林）的牛肉、豬肉，以及小腸、毛肚、豬肝、豬肺等內臟類食物。但一般老人認定不吃肉、或是少吃肉才是健康的想法，其實是錯的，不攝取動物性食品的飲食生活是不正確的觀念，應該是年紀越大，越需要攝取一定份量的肉類比較好。

有研究指出，蛋白質攝取不足的老年人會比蛋白質攝取不足的中壯年，更容易增加死亡的危險，只有充分供應蛋白質才能促進新陳代謝，減少體內發炎數值，降低慢性疾病的機率與死亡率，而多數營養學家也建議，同時攝取動物性食品，才能讓健康達到理想狀態。

特別是手術、或是抗癌治療中的患者，必須透過魚類與肉類攝取蛋白質，而食用的部位與料理方式，豬肉的話就是前腿肉、牛肉的話是牛臀肉與牛腱、雞肉則是雞胸肉，最好都是用水煮方式為主。

也就是以燉煮豬肉、而牛肉的瘦肉部分則是以小火煎至略帶點血絲為佳，一餐份量約一個手掌大即可，如果咀嚼比較不方便的話，可以剪小塊一點、或是以燉煮的方式，並且搭配魚類一起食用，這些都是補充蛋白質的方法。

健康的珍貴營養素與過度服用的副作用

糖尿、肥胖、癌症，都是飲食生活習慣所造成的疾病，人類畢竟是習慣性的動物，加上對於飲食有偏好的差異，不喜歡就不吃、喜歡吃就會每天吃，可能在還沒有覺悟這一偏食習慣之間，就已經會造成營養不均衡，形成疾病了。因此，只吃一種的「偏食」，是非常錯誤的飲食習慣，必須均衡攝取，才能攝取充分且多元的營養素。

再者，我們總會誤將對身體好的食物，解讀為是身體需要，也因為好而認為吃越多越好，導致相同的食品過度攝取，然而營養成分一定要適量，過量會產生負面效果。

攝取酸、鹼性食品也是一樣，雞肉、豬肉、魷魚、鮭魚等魚肉類的酸性食物，以及草莓、香蕉、海帶、松菇、菠菜等蔬果類的鹼性食物，都必須一同食用，才能均勻攝取並有助於消化，藉此獲取多樣的營養素。

再者，不僅吃太少是問題，吃太多也會是問題。舉例來說，葡萄酒對心臟與血液循環有益，但若喝太多就對肝臟不好；腎臟不好的患者，若是攝取過多的紅蘿蔔，鈣質就會增加，增加心臟麻痺的危險性；尿酸過高的痛風患者，可以攝取菠菜，但若過多時，就會讓痛風更嚴重。

還有，豆腐等豆類製品對中年女性好，但若過度攝取，會大量失去碘，容易罹患巴塞多氏病（Basedow's disease）一類的疾病。花椰菜、大蒜、杏仁、葵花籽等含有豐富的硒，但若過度食用，則是會有掉髮，或是手、腳指甲會出現斷裂的症狀。

海苔、海帶、昆布等海藻類含有豐富的碘，所以正在進行甲狀腺放射線同位元素治療的患者，必須避免食用海藻類。腎臟病患者則是不能食用香瓜、西瓜等含有豐富鈣質的水果，否則可能會使心脈變緩，被送進急診室。還有腸較弱的人，若水果吃太多、攝取過多纖維質時，就會容易腹瀉與肚子痛，因此務必適量攝取。

特別是不健康的身體，若是同時服用各種藥物、或是多種療法，則是危險的情況，因為會在體內引起各項衝突，使得健康狀況相形惡化。

Q

上了年紀後，越會注意健康相關資訊，也會很感謝所有提供健康祕訣的人，但眼前眼花撩亂的健康資訊，真的難以區分哪些是正確的資訊。請問五、六十歲之間，有哪些是健康必須且對身體有益的珍貴營養素？又有哪些是攝取過量會成為毒呢？

A

朝鮮時代是常有春荒、青黃不接的時期，根本沒有東西可以吃，所以餓肚子是常見的事情，這容易引起營養不足、貧困等等問題，所以無法活太久，死亡也容易找上門，當時最大的願望就是好好吃一頓。不過現代人沒有糧食不足的問題，只有營養過剩、或是因特定營養素嚴重缺乏，導致疾病上身的營養不均衡的問題。

我們總是誤將水果與蔬菜當成相似營養素，認為水果是蔬菜的替代品，然而水果的營養素遠不如蔬菜，因為水果與蔬菜分屬不同類型，水果不是正餐，而是可當成飯後甜點，或是餐間點心的食物類型。

換句話說，雖然水果富含多樣的維生素、以及礦物質，但鈣質、維生素A、鐵質等是蔬菜平均的百分之十至三十左右，特別是水果基本上沒有蔬菜所擁有的蛋白質、脂肪等營養素，因此蔬菜與水果若同時上桌，會建議以蔬菜搭配少量水果食用。

人體需要多種營養素，每一種食物都有不同的營養素，因此一旦偏食，就會造成特定營養素過多，其他營養素不足，形成不均衡，這樣的不均衡對身體反而有負面的影響。

舉例來說，維生素與礦物質是荷爾蒙的組成成分，而當維繫生命與身體的重要身體潤滑油角色不足時，會誘發癌症等疾病。特別是五、六十歲左右的人，屬於鐵質與維生素D嚴重不足的水準，萬一礦物質的鐵質也不足時，就會降低免疫細胞當中的巨噬細胞（Macrophage）殺菌能力，免疫力也會隨之下降。

因此，醫院的醫生會跟病患說，當鐵指數過低時會有危險，因此需要適時補充鐵劑。含有豐富鐵質的蛋黃、蜂蜜、牛血、紅瘦肉、黃綠色蔬菜、乾葡萄、海藻類、牡蠣、蛤蜊、花蛤、海苔、松子等。

再者，維生素D是吸收鈣與磷的必要成分，也是骨骼形成與維繫的關鍵，可減少骨質疏鬆症發病的危險，而當維生素D不足時，人體就會出現許多問題，首先是會使鈣與磷無法被體內吸收，骨骼會變弱，提高骨質疏鬆症的危險；也會出現前列腺癌、胃癌、大腸癌、乳癌、食道癌等的情況，進而提高死亡的可能。

因而，冬天要盡力曬太陽，以及從飲食、營養劑中補充維生素D，也就是當天然的方式不夠時，可以服用補充鐵＋維生素D的保健食品，而富含維生素D的食物有大邱的魚肝油、香菇、蛋黃等。

綜上所述，當身體必需營養素不足，會對身體產生不好的影響，但過度食用，也會對身體有毒，引起麻煩。換句話說，世間萬物過猶不及，所有事情一旦過多都是問題，適量攝取才是健康的習慣。

世上所有物質都具有毒性，是藥還是毒的關鍵在於份量，份量適中，對身體有益，就是藥；相反的話，就是毒，對身體有害。

舉例來說，中藥材附子若少量食用是藥，但若多食，就是毒藥。日本有部分老年人認為河豚的毒是對健康是有益的藥，因此只要微量就不會危害生命，且是搭配酒服用的涉險者。

再來是海參，含有鈣、磷、鐵質、優異蛋白質以及對關節軟骨好的成分，加上有卓越的抗癌物質，對老人與患者都是不錯的健康食物，一直以來都被稱為海中的人蔘。不過近來已知海參含有會讓中樞神經興奮的興奮劑，所以吃太多也對健康不好。

不論是深受人們愛戴的維生素、或是人們喜愛的所有好的營養劑，過度服用、或是長期服用也會引起腎功能不全，對肝功能也會造成障礙，產生嚴重的副作用，所以最重要的是保有中庸、平衡的和諧人生。

咖啡有害？咖啡的有害性

水之外，深受人類喜愛的飲料就是咖啡，咖啡早已是我們飯後必喝，如同水一般存在的飲料，就連工作空檔的休息時間也會喝杯咖啡，已然成為現代人的文化，而飯後一杯咖啡已是生活的一部分。

大部分北美、歐洲人就算不是專家，也可以享受的就是咖啡，因此各地都紛紛開起咖啡廳，不論是矮小巷弄，還是大型建築物也開設許多大大小小的咖啡專賣店。

過往世代的大眾飲料是販賣機咖啡與茶坊的咖啡，而今描繪咖啡師的連續劇，深受大眾喜愛，讓咖啡師瞬間成為觀眾矚目的焦點，進而也讓人們對咖啡的喜好，從販賣機咖啡轉移到咖啡，從單純苦甜的咖啡，進一步地走到必須四處尋覓不可多得的經由餵食動物特定咖啡豆，再從動物排泄物而出的特別咖啡豆品種，同時強調不同品種的咖啡豆的香味與特色的專家階級。

如此一來，有人會願意花時間與金錢去找尋自己喜歡的咖啡，因而產生了同好會、各類咖啡豆迷的組織，特別是懂咖啡的愛好者，認為堅守傳統濕法處理法與特定品種的中美南部地區——哥斯大黎加的咖啡，才是令人讚不絕口的完美咖啡。

不過，若因如此而長期飲用過多咖啡的話，對身體健康依然有害，因此要克制飲用的次數。

不僅是咖啡，就連飲食、或是維生素都必須謹記過猶不及這句話，世上所有事情與其過頭，不如不足，相較於過多，不足能夠擁有更多滿足感。若能飲用比現在的量更少，並且搭配其他健康茶一同飲用，守護中庸之道，才能同時提升健康與滿足感。

Q

人們有一段時間因咖啡因而猶豫或不喝咖啡，但其實我們周遭的咖啡愛好者頗多，而今年紀漸長，許多人依舊維持將咖啡當飲料的習慣，一杯杯的飲用，請問五、六十歲世代的這一習慣對健康無礙嗎？

A

年紀大的世代，走過那段辛勤孤單、沒有一天可以安心過日子的時期，所以每每遇到辛苦想暫時遺忘那些事情時，就會想要來一杯有奶精、有糖的即溶三合一咖啡[4]，也就是販賣機咖啡，至今都無法忘懷那份滋味。

在販賣機咖啡盛行的年代，確實以「喜歡咖啡嗎？要來一杯咖啡嗎？」為招呼語，作為一天的開啟與結束的慰藉，可說是藉由一杯奶精咖啡，填補我們一天消耗的能量的「Bacchus（能量飲料）[5]」。

不過從即溶三合一咖啡走到目前的原豆咖啡，人們已經進階至更在乎咖啡豆的口感與香氣。也就是一九九七年IMF金融危機之前，公司老鳥會叫職等較低的女員工去泡咖啡的那個時期，是罐裝咖啡的時代，接著走向即溶三合一咖啡的時代，現在則是迎來搭配消費者喜好的原豆咖啡時代。

4 韓文「커피믹스coffee mix」在我國稱為即溶三合一咖啡、或是即溶二合一咖啡，而今韓文所為「인스턴트instant」也是即溶式咖啡，差別是這一種咖啡屬於無糖、無奶精的黑咖啡，我國似乎沒有統一名稱，產品都以各種不同品牌稱呼，因而譯稿採用「「커피믹스＝coffee mix＝即溶三合一咖啡」、「인스턴트＝instant＝即溶黑咖啡」。

5 Bacchus是韓國能量飲料的名稱，於一九六三年推出。

目前大韓民國堪稱是「咖啡共和國」，男女老少都將即溶黑咖啡、原豆咖啡當成一般飲料飲用，而沒有咖啡就不能活的情況下，造就多數人都是咖啡中毒者，也讓韓國成為咖啡消費第六位的國家。

舉例來說，**7-11**的原豆咖啡「7咖啡」，目前全韓國有四千兩百多家店，平均一天會賣出三十杯以上的咖啡，是上班族的最愛，在酒、茶、清涼飲料、果汁等許多飲品之中，今日的主流飲品無疑是咖啡，但也不能因為咖啡對身體好、是安全的飲品，就認為沒問題，因為若是三百六十五天，天天都喝的話，對身體依然有害。

咖啡有害性的論爭很多，但與香菸、可樂不同，我們無法果斷說出一定對人體有害，畢竟有部分醫院建議癌症患者長期飲用咖啡，所以咖啡也是有其優點。

缺點部分是長期過量攝取時，會引發副作用的情況。體質不適合喝咖啡的人，就算只喝一、兩杯，都可能會讓心臟跳動加速，導致昏倒；或是因咖啡中含有咖啡因成分，只喝一杯就能撐上數小時不想睡，所以更愛喝咖啡。

特別是長期飲用造成咖啡上癮時，會產生交感神經興奮、失眠、皮膚問題、神經過敏等，就會對身體有害。還有飲用即溶三合一咖啡時，會習慣性加入過多的奶精與砂糖等添加物，也對身體有害。

因而，若對咖啡的有害性需要再做進一步探討，而當出現腹痛、噁心、嘔吐、失眠、消化不良、胃炎、胃潰瘍、胃食道逆流、打嗝、腸炎、頭痛、便祕、疲勞等症狀，特別是消化系統不太好的患者，醫生都會要求不要喝咖啡。

再者，針對中壯年、老年人時期，不論是即溶黑咖啡、還是原豆咖啡，每十位大約只有一、兩位不喝除外，其餘都是長期飲用者，而長期飲用對身體可能會造成危害。簡單說，咖啡對於上了年紀的人來說，是需要特別注意的飲品，因此退休後，不僅要減少喝酒，也要減少喝咖啡的次數，而減少的部分則可以菊花茶、柚子茶等花草茶，以及優酪乳等健康飲品取代，對健康更有益。

常見的前列腺疾患，放任有危險

前列腺肥大是因尿道腫漲，導致小便無法排出的疾病，位於膀胱下方的前列腺逐漸肥大，會對膀胱與尿道造成壓迫，使小便無法排出，而擠壓之下會伴隨疼痛。前列腺肥大在六十幾歲約百分之六十、八十幾歲約百分之九十，十位有九位男性會罹患這一疾病。

五十歲以上的中年人，男性會先有感於「小便尿得遠（小便強度）」減弱，女性則是「小便一點一滴地流」。年輕時的小便是快速有力，年紀漸長後，小便的時間就會拉長，嚴重時更會「痛苦地」小便，常見會有即使小便過後，還是覺得沒有尿完的感覺。

再者是「尿失禁」，這是無法忍住小便的症狀，尿失禁通常被認為是女性的疾病，但男性也會有這一困擾，根據國民健康保險於二〇一七年的資料顯示，男性尿失禁患者，一年是一萬三千五百五十一位，約是女性患者的十分之一。

而尿失禁的原因，男性是因為前列腺肥大所引起的尿失禁，不過女性的部分則是因為分娩、老化等造成骨盤肌肉變弱，而容易罹患尿失禁，因此要預防尿失禁，就要強化身體中心（腹部、屁股、大腿）的肌肉。

特別是男性超過六十歲，小便過後會出現水滴狀殘留，並弄濕內褲的情況也不少，女性會比男性嚴重，有可能需要購買尿失禁的內褲。五十歲以上女性，每三位就會有一位搭電梯上下樓層時、或是平時大力咳嗽時，就會有尿液滲出的症狀。

男性的情況，是小便無法忍、小便變細長、小便次數增加等等，都是前列腺肥大的症狀，這與健康都有直接的關係，所以不要覺得丟臉害羞，必須接受適當的治療，如果放任不管，可能會導致憂鬱症或是癌症等疾病。

Q

參加久久一次的同學會，沒想到有同學因為前列腺肥大、另一個同學因為前列腺炎而不能喝酒，所以大家就順勢聊到前列腺這一話題。聽說男性年紀一大，多數人都會罹患前列腺相關疾病，所以被當成正常的現象，放任這類住況不管的中老年人為數不少，這該如何應對呢？

A

男性於五、六十歲時，在各種聚會的場合上，會三兩成群的一同去廁所，多少就會發現有人必須用力、有人則是要花很多時間才能完成小便這一簡單行為，明明是常見的前列腺疾病，卻一笑置之放任不管，容易形成癌症等重大疾病，因此，年紀漸長就必須更關心前列腺健康。

前列腺的核心功能是分泌攝護腺液成為精液的一部分，男性過了五十歲之後，罹患前列腺疾病的前列腺肥大、前列腺炎、前列腺癌等疾病的幅度大增，其中前列腺炎不容易痊癒，容易復發成為「醫院常客」，是最具代表性的男性疾病。

年紀增長後，因為男性荷爾蒙的影響，會使前列腺變大，此時尿道會變窄，超過六十歲機率是百分之六十以上、七十歲之後幾乎所有男性都容易罹患前列腺肥大，症狀是頻尿、小便變細長、小便時間拉長，嚴重時會有殘餘尿液。

特別是要用力才能尿出來，小便後兩小時內又想小便、一天出現八次以上的小便、或是小便困難、或是夜晚就寢後，不斷因為頻尿而起身，進而影響睡眠。

若放任前列腺肥大不管的話，容易出現併發症，首先是膀胱、或是前列腺會發炎，再者肥大的前列腺會讓血管變粗，更容易充血，小小的刺激就容易出現血尿的情況。不過慶幸的是，醫學上幾乎沒有因為前列腺肥大而移轉成為前列腺癌的案例。

前列腺炎是在擁有性生活的成人男性當中，約有百分之三的男性會罹患的常見疾病，症狀為經常小便、排尿會痛、下腹疼痛、會陰部疼痛、性慾降低、疲勞、關節疼痛等。

前列腺是否腫大或是結節及腫瘤可以用手指觸診就發現，因前列腺腫大、結節等是出現在前列腺外側，所以只要醫生將手指從肛門處伸入觸診即可知道，是泌尿科醫生或是外科醫生就可以發現的疾病。可是否為前列腺癌則需採樣化驗才能確定。

前列腺癌早期沒有任何症狀，於健康檢查時，可測量前列腺特異抗原（prostate specific antigen，PSA），如果超過設定的異常值，就需要懷疑是否為前列腺癌，儘速就醫，做組織切片檢查[6]。前列腺肥大與前列腺炎的治療，多為藥物治療，再加上以攝氏四十五度的熱水每日進行五分鐘的坐浴，以及不站著小便、採用坐著小便的方式等長期對症治療，即可有效緩解疼痛。

預防前列腺疾病，必須盡量少吃、或是不吃脂肪類飲食以及咖啡、巧克力、香菸、酒精等刺激性食物，再者也要避免食用添加辛香料的食物。

對前列腺好的食物有大蒜、大醬、洋蔥，特別有研究指出，番茄對於抑制前列腺癌發病有很大的助益，所以前列腺疾病患者可以多吃番茄。

6　PSA的異常值與檢驗的方法，年紀有關，不是一個定值。另外，最新的臨床指引，已經不推在健康檢查抽PSA篩檢，請參考下文：https://www.hpa.gov.tw/Pages/Detail.aspx?nodeid=1100&pid=6460

健康地銀光人生的第一條件：關節

根據國民健康保險審查評價院（건강보험심사평가원）[7]的資料顯示，六十五歲以上老人最多的疾病第一位是高血壓、第五位是膝蓋關節疾病。一般情況下，上了年紀後，女性的關節比男性還差。

這也與當了阿嬤之後，因為疼愛孫子，所以會奔走於孩子們家中，幫忙照顧孫子的趨勢有關，照顧孫子變成中老年齡者負責的「黃昏育兒」，又名為「孫子病」，才會導致關節損傷。不過長壽的女性多數個子小、少見肥胖，脊椎筆直、姿勢正確，所以也較少出現關節問題，都能好好走路。

人類與植物不同，需要走動，人類的身體約由六百個肌肉與一百八十個關節，以及

7　成立於二〇〇〇年六月，是為國民醫療評價進行診療費用診察與療養金額評估，讓國民不需擔心並享受優良醫療服務的公家機關。韓文網站：http://www.hira.or.kr/main.do，英文網站：http://www.hira.or.kr/eng/main.do。

兩百多個骨骼形成，身體要動，需要使用肌肉、骨骼與關節，以及骨骼與骨骼之間有一百個左右的關節，所以人們不論是走路、坐下、站立，甚至吃東西，都必須使用到關節，關節可說是非常多樣且重要的存在。

舉例來說，痛風看似與關節距離遙遠，但事實上是一個與關節相關緊密的疾病，也就是年紀大了之後，會看到為痛風所苦的人，但一般都會以為痛風與關節毫無關係。

其實痛風就是因為關節長結，妨礙神經、或是血液流動，造成劇烈疼痛的疾病，會讓老年人的生活品質急遽下降。因此老年健康生活的條件之一，關節相當重要，因此也要特別注意關節保養[8]。

Q

我的妻子年輕時因為進行有氧運動之緣故，過度使用關節，在五十歲出頭時，動了一次關節手術，到如今都還沒有辦法完全復原，常常覺得不便。

8 老年人膝最常見的是退化性關節炎，痛風在膝關節只占很小的一部分。

又因這一類與女性關節不好相關的話題，容易在搭乘捷運時，因而與陌生人有了交集，開啟聊天的可能，而捷運上，常見中年女性一旦坐下來，就會先伸展雙腿，可見他們的關節都不太好，那麼要如何才能不罹患關節疾病呢？

A

老人的關節疾病是社會問題之一，但卻與中風、失智不同，多數是自己承擔痛苦，難以對他人提出協助的請求，因此嚴重性會被低估，但生活的品質卻會大幅下降。

關節是支撐身體活動的基本構造，萬一關節有問題、或是開始退化，導致關節功能喪失的話，會為身體帶來極大的不便，最具代表性的老人關節疾病就是膝關節疾病、退化性關節炎[9]、類風濕性關節炎[10]、脊椎關節等。

膝關節疾病若不及時治療，容易發展成活動型的疾病，近來年輕一代罹患膝關節疾病的人也不算少，這是由於過度的工作以及過於激烈的高強度運動所造成。

9 盛行率約百分之四十至五十。
10 盛行率約百分之三。

類風濕性關節炎是慢性全身性炎症的關節炎，是環繞關節的滑液膜產生發炎的疾病，一般是出現在手指關節與膝關節，症狀是會腫、會痛。患者中每五位就有四位是女性，其中多數都是五十歲人士[11]。

退化性關節炎的症狀，是軟骨磨損，引起嚴重疼痛，而造成膝蓋腫脹，無法正常彎曲伸直時，會影響走路，雙腿就會逐漸變成O字形。

根據某一研究機關發表的膝關節與體重之關係的調查，體重給予膝關節的壓力是一般的三倍，也就是體重每增加三公斤，就會給予膝關節九公斤的壓力。更進一步的就是上樓梯、或是爬山時，給予膝關節最大的負重可能達到七倍，因此，該研究指出只要減重就能減緩退化性關節炎的發生。

這一類關節炎的治療，是可以藉由調整體重、正確姿勢以及可以強化關節周圍肌肉的游泳及騎腳踏車等運動來治療；盤坐、站立、蜷坐、長跪等壞習慣容易引起關節炎，必須避免這些姿勢，以及重物必須用推的，不可用拖的方式。

但若已經有關節炎的症狀，為了緩和痛症，可以經常使用熱水泡澡以舒緩肌肉，並

11 由於類風濕性關節炎是全身性的疾病，建議患者可至風濕免疫科治療。

可促進血液循環是有效的方式。

檢視許多脊椎關節疾病，脊椎疾病雖然不及癌症、心血管疾病、腦血館相關疾病般會直接影響生命安全，但關係到身體機能，所以當脊椎不好時，生活品質就會急速下降，因此要在腰可以自由移動，沒有疼痛、沒有問題的時候，好好守護脊椎的健康。

舉例來說，脊椎狹窄症（Spinal stenosis）是周圍骨骼的軟骨與髓核，因為年紀漸長，因退化而突出，會造成神經壓迫導致腰部劇烈疼痛的症狀。若年輕時沒有保持正確姿勢，年紀大之後會腰痛，腰椎、頸椎出現脊椎側彎等，導致因筋骨疾病而承受不小痛苦。

當氣溫驟降，也就是初冬階段會經常發生，若要預防這一類疾病、或是減緩疼痛，絕對要避免過激的運動，必須維持適當的運動，輔以熱水沐浴緩和肌肉，特別是活動量下降的夏季、冬季，必須強化肌肉，建議可以經常到三溫暖及溫泉浴，有助於緩解緊繃的肌肉，以及促進新陳代謝。

Part 6

長壽時代所衍生的醫療費用增加與對策、癌症預防方法

長壽時代老人、癌症以及治療費增加

其實就在不久之前，韓國國民的平均餘命也不過是六十三歲，而如今呢？平均超過八十二歲，就如同那句玩笑話「只要不倒楣，就可以活到百歲」，韓國逐漸走進「**homo-hundred**（人類＋100）」時代。

過往父母世代，超過六、七十歲稱為花甲、進甲，是要舉辦六十、七十大壽，是值得慶賀與祝福的時刻，也就是當時認為過了一甲子的生日就是享天壽，值得接受兒女、兒孫共同慶賀，並祝福萬壽無疆。而今則是會在七旬時，與親近家人一同用餐，與過往的氣氛完全不同，畢竟現今還能再享受數十年的快樂歲月，走向一百歲的喜悅。

老人走過上天給予的百歲長壽，傳統上就能收到代表長壽的拐杖「青藜杖」，因此韓國保健福祉部會在「老人日」當天，贈與該年度滿百歲的長者長壽拐杖。

韓國在長壽國家中排名第十一名，以二〇一七年八月為基準，一百歲以上的長者有一萬七千五百二十一位，不過鄰國日本則是長壽國家第一名，一百歲以上的長者有六萬六千位、九十歲以上的人口超過兩百萬位。

爾後老年人口會逐漸增加，所以「老年健康學」會更形發達，根據二〇一七年的統計，韓國目前六十五歲以上老人有六百七十七萬位，不久的將來就會到達老人一千萬位的時代，相較於十年前的韓國增加了百分之六十一，而老年人口激增的主要理由就是人類的壽命延長。

然而，為了不造成「遺失的十年」，所以在超過五、六十歲之際，相較於賺錢的金錢投資，要更注意不會花錢的健康投資，一旦有病痛，就難以存下晚年可以使用的資金。換句話說，不是久病無孝子，而是不可能成為富者。

環視周遭，有位朋友因為腦中風倒下近二十年，在他生病之前是公務人員，生活不匱乏。然而倒下後至今所累積的治療費用，導致在他病後八年必須賣掉房子，全家先是搬到年租型公寓、爾後又輾轉換到月租公寓。

折騰後半生的疾病相當多樣，其中對老年人健康最具威脅的，當然就是「癌症」，癌症名列韓國死亡原因第一名，雖然因為醫術發達，癌症死亡率降低，但依然是恐怖的疾病。就如同「最強的看不見的敵人」一說，癌症的可怕與透明的隱形飛機、透明坦克一般，屬於看不見的致命危險，也無法探知會從何處襲來。

根據世界衛生組織預測，二十年後全球人口中，每兩位就會有一位罹患癌症，事實上，在癌症患者達一百三十萬的這一時代，韓國人就有百分之二十八是因為癌症而離開這個世界。換句話說，癌症在目前韓國人的期待壽命（男性八十歲、女性八十六歲）之中，男性五位有兩位、女性三位有一位，會罹患癌症，其中女性的壽命雖然比男性長，但根據統計不論男女老少，最可能離世的年紀是八十五歲左右，其中多數都是因為癌症而離世。

晚年會承受不少病痛，特別是因為癌症而需要支出的醫療費用，簡直是老年最大的敵人，會讓晚年生活難以支撐。有人說「世上最貴的床是病床」，可見老年時期的醫療費用支出，確實是會影響老後資金運用，是晚年最大的敵人。

年老後罹患嚴重癌症所需要的醫療費用，我們以首爾聖母醫院的臨終照護大樓為案例，不計入看護費用，光是住院費用是每月二百四十萬至一千萬韓圜，而一百位中會有十四位因為住院費、治療費等費用問題，而放棄治療。

罹患癌症的本身，已經會造成身心極大的負擔，更何況還要負擔龐大的治療費用。

根據韓國國立癌症中心發表的每一位癌症治療費用「肝癌是六千六百二十二萬韓圜、胰臟癌是六千三百七十一萬韓圜、肺癌是四千六百五十七萬韓圜……」。

不過更大的問題是末期癌症患者，末期癌症患者的最後機會是治療效果高、副作用少的新型癌症治療，但這往往都要價一千萬至三千萬韓圜，而高價的標靶抗癌藥物，可以殺死特定癌細胞，但每一次用藥都要耗費三百萬至五百萬韓圜。

特別是最新出爐的抗癌藥物，價格都特別貴。以日本為例，新型抗癌藥物中，每一公克就要價七萬日幣。換句話說，注射十毫升的藥物，價格為韓圜七千萬。

而罹患胰臟癌、肺癌的情況，需要被稱為「夢想中癌症治療法」的放射線標靶治療，是利用質子與中粒子加速器的治療，其治療效果優異，但需要一億韓圜的費用，是患者最後的希望。

若不屬於國民健康保險的保險範疇，這些高價的最新型癌症治療方式，對於沒有錢的患者來說，根本就是水中鏡，看得到卻吃不到。所以必須透過健康檢查早期發現，或是透過改變飲食習慣、運動習慣等，累積良好的生活習慣，才能預防不要罹患這些需要花大錢的疾病才是最佳對策。

再者，過去一旦超過八十歲，通常會因為手術有一定危險性，而勸阻不要進行手術，與家人開心的度過最後階段為宜。但如今人人都長壽，吃得好、睡得好，體力也相當不錯，所以會有一百零三歲因胃癌開刀的老奶奶、一百零二歲因大腸癌開刀的老爺爺，可見基於錢、體力，還有家人的積極勸諫，讓超過百歲的長者進行手術的機率相對提高，但這對沒有錢的長者來說，又是一大負擔。

因此，與其期待以手術治療癌症，倒不如遵從「癌症有百分之五十的機率是可以預防的」，從預防癌症，或是投保減輕老年人醫療費用負擔、保障期間拉長的實支實付醫療保險，才是百歲時代最明智的方法。

老人醫療費用對策、實支實付保險

前段時間，人稱「蘭都老師」的有名大學教授——金蘭都教授的散文《疼痛，才叫青春》一書蔚為流行，年輕時是不是真的那樣我不清楚，但對年紀大的長者來說「疼痛，才是老人」這句話最為中肯，身體各部位沒有一處不痛的，而醫療費用支出，更是不開玩笑的龐大。

多數人於準備老後資金時，只想到必要生活費用，然而面對可能襲來的困境，醫療費用卻可能多過於生活費用，再加上年紀越大，意外事件或是疾病的機率就會越高，治療費用相較於年輕時多，所以必須提早準備住院費用、治療費用。

然而優先要用錢的部分太多，在百歲時代的現實中，準備好醫療費用的想法確實難以執行，不過雖然國家有國民健康保險可以保障一部分醫療費用，但保障仍然不足夠，所以需要商業保險補齊。其中最具代表的就是實支實付醫療保險，因此準備老後醫療費用，就必須在年輕時開始準備實支實付的醫療保險。

實支實付醫療保險，是指要保人若因疾病、傷害而住院，或是需要回診治療時所需支出的醫療費用，可由保險支出的健康保險，由於是保障實際支出，因而又稱為「實費保險」、或是「實損保險」，目前是大韓民國的人氣保險，全國國民約有百分之六十五加入，堪稱是「國民保險」。

實支實付醫療保險，並不針對特定疾病限制，只要在一定額度內使用的醫療費用，都可以獲得保障，所以小如感冒、大至要花大錢的成人病所導致的治療費用都屬於保障範圍。

特別是MRI、CT等高價位檢查費用與手術、住院費、回診費用、藥品費等，所有因為治療所產生的費用，若有追加條款，就能全數獲得保障，所以完全不用擔心生病期間的醫療費用。再加上近來即便有過生病治療的前病例，依然可以獲得保險的優惠，確實是較無經濟能力的長者所需要的保險。

退休腳步加快，而退休後的日子，也比過去任何一段時期還要長，因此在這百歲時代，應該要從年輕時就加入實支實付的醫療保險，才能防止在需要花錢的時候破產，同時也可作為準備老後的醫療費用，讓老年生活能夠獲得平安。

13種癌症預防法

1）免疫力強化

我們會生病的最大原因，就是免疫功能無法完全展現之故。所謂免疫力是我們人體可以與疾病搏鬥，並且戰勝的能力，也就是免疫力是身體能夠自我修復疾病的功能，一般而言是人人都擁有這一卓越的自然治癒能力。

然而像癌症等所有難治之病，都是因為免疫力低落而產生的疾病。基本上我們可以說當免疫力下降，就是「免疫低下症」，事實上週遭的癌症患者，多數是免疫力顯著低落，而可以克服癌症的人們，通常都具有一般人的免疫力水準，或是更好。

不論是健康的人、或是較虛弱的人，人人都會感染些許病原體，但由於免疫能力活躍，病原體在體內無法繁殖，所以不會發病的情況居多。

當我們置身於致癌物質之中，卻不會罹患癌症，依舊可以維持健康的原因，就是體內的免疫細胞會找上轉變成癌細胞的細胞，進而殺死他們之故，因此健康的最首要條件，就是強化免疫力。

那麼，強化免疫力的好方法有什麼呢？當然就是規律的運動與攝取維生素、笑容、以及飲食最為重要。特別是飲食方面可以多攝取桑黃、雙孢蘑菇等菇類，含有豐富皂素（成分）的紅蔘製品、花椰菜、紅蘿蔔、蘿蔔、鮪魚、牡蠣、糙米、甜椒、大蒜、蕃薯，以及水果類都可提高免疫力，其中又以香蕉為佳。

相反的，讓免疫力下降最具代表的因素，就是過勞與睡眠不足，另外過食、經常菸酒、維生素與礦物質不足、壓力大、肥胖、藥物濫用等也是原因。再者就是建議要經常洗手，但若過度使用化學藥品殺死所有細菌的話，也會順便殺死免疫力，所以要特別注意。

綜上所述，當年紀漸長，就必須好好保養身體、培養免疫力、提高抵抗能力，自然治癒力就會相對提高，不僅可以預防癌症，也可以擁有逼退癌症的治癒能力。

以下介紹免疫力相對會較弱的冬日裡，該如何強化免疫力的三個方法。

第一、多攝取可製造免疫細胞的主要原料，也就是起司、牛奶、雞蛋、魚類等優良蛋白質，以提高免疫力。

第二、從骨髓製造而來的免疫細胞，有百分之八十是位於腸，因此若想要增加腸內的有益菌，用以提高免疫力的話，就必須多多攝取有益菌喜歡且含有豐富纖維的蔬菜、水果，以及泡菜、大醬、優格等富含有益菌的發酵食物。

第三、我們身體的免疫細胞，除了在腸內，還會位於身體各處密集的淋巴結，透過有氧運動與半身浴、足浴可以促進血流，有助於淋巴結循環，提高免疫力。

2）阻斷四種情況：低體溫、低氧、壓力、活性氧氣

我們會因為經濟問題、失敗或是過於輕率的挑戰而有壓力，或是因為人際關係而有壓力，亦或是沒有休息持續不斷工作、睡眠不足、慢性疾病等許多問題導致壓力。再加上不論攝取多少對健康有益的食物、或是運動、補充保健食品，壓力始終纏身，容易導致免疫力低落，以至於容易罹患疾病，所以為了預防癌症，首要之務就是阻斷壓力。

另外就是癌患者中，低體溫的人居多，因此為了不讓癌症找上門，必須採用運動與

沐浴、一天一至兩回，讓低體溫的身體可以藉由流汗達到攝氏三十六・五至三十七度左右的體溫，以增強免疫力。

再者，氧氣是人體免疫系統最重要的關鍵，氧氣不足時，身體免疫力會受到傷害，容易感染細菌或是病毒，罹患各種疾病。

目前大氣平均的氧氣濃度是百分之二十一，市區會更低，大約是百分之二十・四以下，一般公寓臥房內，若關上窗戶就寢約七小時，室內的氧氣濃度會降低至百分之十九・六，而森林空氣中的氧氣濃度則是高達百分之二十一至二十三。

我們經由呼吸讓氧氣進入肺部，進行肺呼吸，或是透過血液一一供應全身細胞，進行細胞呼吸，所謂缺氧症，就是基於某一理由，造成體內無法準確供應氧氣，缺氧症若持續，就會罹患各種疾病。

相反的，若體內的氧氣供應充足，可以吃掉癌細胞的巨噬細胞與T細胞，以及白血球活動力就會非常旺盛，強化免疫力的同時，也可以治癒癌症。因此平時應該常去氧氣充足的山裡，透過森林浴、運動以及深呼吸，讓氧氣供應不虞匱乏，也是一種預防癌症的好方法。

地球上人類會罹患的疾病約有三萬六千種之多，所有疾病的最大原因就是活性氧氣。

活性氧氣是體內製造能量過程，所產生物質，在細胞內會破壞遺傳基因，是誘發癌症的原因。因此，要極力避免活性氧氣在體內造成傷害，並想辦法讓它消失，換句話說就是要阻止氧化，因此要積極攝取含有豐富抗氧化物質的原色水果、穀類等最重要[1]。以上四種狀況是可以透過方式積極改善，進而達到預防癌症的效果。

3）飲食方針、或是飲食習慣實踐

預防癌症的用餐指南

- 攝取多種類、多樣化飲食。
- 有限度的攝取脂肪。
- 提高攝取水果、蔬菜、非精製的穀類食品。

1　蔬菜裡含有抗癌效果特別好的營養素，現實中也將此營養素作為癌症治療的營養補助食品使用。因此千萬不要過於迷信某單一成分的抗氧化劑，有些研究證實，它們對於防癌沒有明確效果，甚至長期補充反而對癌症有害，如維生素E、胡蘿蔔素會促進肺癌，維生素E與硒會增加罹患攝護腺癌的機率。從攝取新鮮天然的全食物（全穀類與蔬菜水果）得到的抗氧化劑，不必擔心過量的問題，各種植化素的協同作用，遠大於吃抗氧化劑保健食品。

預防癌症的飲食習慣

- 少吃鹽，或是少吃直接燒烤的飲食。
- 不要吃炸物、或是含有過多動物油的食物。
- 常吃嫩豆腐、豆腐等大豆製品。
- 每週要吃兩回以上的五穀米。
- 不吃有腐敗可能性的食物。
- 少吃冰淇淋等高脂肪油類。
- 實踐禁菸、禁酒。
- 遠離速食。

確實遵守上述用餐指南與飲食習慣，即可預防癌症。

4）睡眠、營養、運動的三大實踐與四項禁忌

如今百歲時代已不是遙不可及的事情，若想要迎接長壽百歲時代的人生，且保持健康不罹患癌症的活到一百歲，就要在走入五十歲時更加注重身體保健，也就是活得長長

久久疾病不會主動找上門，這是需要花時間努力進行保養的。

特別是想活到百歲而不被癌症困擾的話，就要貫徹能提高免疫力的「睡眠」、「營養」、「運動」三大實踐，以及遠離會罹患癌症的生活習慣、飲食習慣，也就是「宵夜」、「燒烤食物」、「過食」、「偏食」的四項禁忌。

年紀漸長，想著是不是要吃對身體有益的東西？或是像多數人一樣吃想吃的東西？其實完全不用考慮這些，只要遠離對身體不好的四大禁忌，從事對身體好的三大實踐，就能預防癌症。

5）找出引起基因變異的情況

癌症發生的原因雖然尚屬未知，但目前為止重要的進展是癌症是基於基因變異而發生，換句話說，所有癌症都是身體細胞內的基因產生變異所致。

科學家找出全球最常見的三十種癌症，其中百分之九十七是因為其中二十一個基因產生變異而發生，舉例來說，肺癌是香菸的氣體造成肺細胞基因產生變異所導致的疾病，而皮膚癌是過度的紫外線，造成皮膚細胞變異而引起的疾病。

因此，要找出引起基因變異的原因，才能達到預防的效果。特別是活性氧氣，這一有毒氧氣，不僅會促進老化，更是誘發癌症的一等功臣，所以該如何減緩或除去是關鍵要素。

6）維生素C的攝取或維生素D補充

因為維生素C能偽裝成飲食，透過腸胃的消化過程，阻止一定會出現的致癌物質的產出，在吸收之前，在腸胃就可阻擋癌症發病可能，所以平時必須多攝取蔬菜，一天要吃三回水果、或是用餐時同時攝取充分的維生素C，但切記絕對不可空腹服用維生素C[2]。

被稱為陽光維生素的維生素D，可以預防大腸癌、前列腺癌、肺癌等各種癌症[3]，

---

2 許多細胞實驗證實（不是人體試驗），添加高濃度維生素C可以讓癌細胞內累積大量過氧化氫，加速癌細胞死亡，減少攝護腺、胰臟、肝、大腸、神經母細胞瘤癌細胞株的分裂。不過許多人體臨床試驗也顯示，高濃度維生素C對於癌症的治療，沒有具有統計意義的效果。這也代表，醫學上還無法宣稱「高濃度維生素C可以治療癌症」。

3 維他命D與防癌的話題爭議多時，目前所有溯往式研究，因用藥量不同、研究對象有別，往往得出不同的結論。且沒有像樣的隨機分配前瞻式對照組臨床研究的論文發表，所以得到的結論並不一致，並無足夠的證據證實維他命D可抗癌。

也具有治療效果，因此患者可以透過登山、或是散步進行日光浴。由於冬季的日照量較少，因此必須攝取維生素D補充劑、或是多吃蛋黃、乾香菇等食物，以補充維生素D。

另外，皮膚黑色素較多的黑人，因較難合成維生素D，所以癌症發生機率也偏高，而維生素D容易被脂肪鎖住，因此肥胖患者的癌症發生率也偏高。再者，糖尿病患者因為腎臟功能受損不易合成維生素D，也容易罹患癌症。

7）整潔與預防接種

不論是食物、還是血液、或是性接觸，清潔衛生是癌症預防最重要的事情。胃癌與胃部感染幽門螺旋桿菌有關，傳染途徑雖然還未知，但據推測是經由飲食傳遞。肝癌則是與B型或C型肝炎病毒有關，這類肝炎感染者相較於非肝炎者的肝癌發病機率多了一百倍。

子宮頸癌是透過性接觸而來，不過目前已開發有預防接種疫苗，所以可以宣示痊癒的時代即將到來，且目前也只有子宮頸癌有疫苗可預防，所以結婚前的女性，可以在二十六歲之前完成英國的保蓓（Cervarix）或美國的嘉喜（GARDASIL）的三劑子宮頸癌預防接種疫苗，提前預防子宮頸癌。

特別是美國的保蓓（Cervarix），除了子宮頸癌外，對於陰道癌、外陰部癌，以及男性的陰莖癌、肛門癌等也看似有預防效果，以此看來，清潔與預防接種都是預防癌症的重要要件。

8）改變、改善生活習慣

沐浴、或是走路等運動，能讓身體保持溫暖。當體溫上升一度、身體開始流汗的話，免疫力就會在瞬間增加五到六倍，所以一天要有一、兩次讓身體流汗的機會為佳。

特別是想讓身體保持溫暖時，可以進行半身浴，也就是水位到肚臍位置的泡澡，或是足浴，然後要經常去三溫暖以及汗蒸幕，讓身體蒸一蒸、熱一熱。

養成以上好的生活習慣，就能有所改善，降低致癌因子的影響。再者，改變生活習慣不僅可以遠離致癌物質，降低罹癌的機率，也可預防癌症。

9）以身心修煉與參禪達到身心修養

不只是患者，現代人經常會出現心臟劇烈跳動、壓迫感，心情混亂、不安、焦慮、憂心、擔心、慾望以及執著、緊張、雜念、頭痛、失眠、精神不安等各種症狀，此時可以透過瑜伽、參禪、茶道、修煉會等方式，讓散亂身心得以歸正。

以此解除壓力、回覆自信，讓心靈獲得平靜的身心修煉，對預防癌症也有益處。特別是周遭各種身心、精神修養團體，以及市民禪房、山中寺廟等地，都可以進行身心修煉與參禪，達成身心修養以預防癌症。

10）控制攝取雞蛋、或牛奶的份量[4]

根據研究結果顯示，雞蛋會引發大腸癌，這是因為雞蛋含有陽性的動物性蛋白質與脂肪、維生素、鈣質等成分，而其中脂肪成分會增加大腸癌發病的危險，所以要預防大腸癌，需要控制一週的雞蛋攝取量，維持最多是兩到三顆。

再者，世界癌症研究基金會表示，攝取牛奶會提高前列腺癌、腎臟癌的發病機率，因此建議一天攝取的牛奶量要減量，最多以一至兩杯為佳。

4 蛋與奶是否會增加癌症罹患機會，尚未實證。

11）咀嚼運動

咀嚼運動可預防癌症，這是因為咀嚼時會分泌唾液，唾液中含有過氧化梅酵素，可以中和致癌物質活性氧氣。

現代人生活在會讓身體產出許多活性氧氣的環境中，但可以中和活性氧氣的酵素卻嚴重不足，因此用餐時一定要細細慢嚼，讓唾液有分泌的機會，是癌症預防相當重要的一環，所以會建議癌症患者進食時必須先行咀嚼五十次以上，再吞嚥為佳。

若是無法這樣做時，還有另一個方式，就是將舌頭伸至門牙處，用門牙輕輕的碰觸舌頭，做出咀嚼的動作，如此一來會讓舌下分泌唾液，一日三次吞嚥這些唾液，就如同多次咀嚼、吞嚥食物的效果，再者，咀嚼運動也有益於增加腦血流量，能夠預防失智。

12）定期檢查

當身體出現異常時，我們往往會害怕定期健康檢查，一些人還會刻意延後，或是想著「應該沒關係吧！」而放任不管，直到疾病上身就可能已經來不及了，所以透過事前、定期的健康檢查，積極的應對才是最佳的預防態度。

罹患癌症之後，不論治療的時間，還是經濟負擔都會變大，但卻難以根治。也就是說，多數人經常性的拖延健康檢查，可若考慮到萬一真的罹患癌症，必須付出的醫療費用、家人的看護費用等等精神與經濟損失的話，固定一、兩年一次的健康檢查，早期發現、早期治療才是最明智的做法。

特別是胃癌、大腸癌都可以透過內視鏡檢查早期發現，至於其他的癌症等到發現時就已經無法逆轉。胃癌可以透過一、兩年一次的檢查、大腸癌可以透過四、五年一次的檢查[5]，就算不是早期發現，也可以在癌症初期增長階段發現，都有根治的可能性，因此在預防癌症的部分，定期健康檢查，可說是非常重要的一環。

再者，健康檢查雖是以找出癌症為目標，但透過各種檢查可以找出身體缺乏的礦物質、維生素、鐵質等等，可以透過預防性的補充，防止生病，進而達到預防的效果，因此最少兩年要做一次健康檢查。

5　韓國癌症研究所的Ju Choi醫師的研究結果發現，胃腺癌的病患每多一年檢查間隔時間的癌症分期惡性度就會增加百分之二十三，五年作一次可以減少惡性度較高的胃癌百分之四十七，但每年作一次可以減少百分之六十九癌症惡化診斷，胃鏡檢查間隔時間越久，診斷出的惡性度就越高。因而建議有胃癌家族史者最好能夠少於三年作一次。但要間隔幾年做胃鏡檢查以篩檢胃癌，並沒有確切答案。切除大腸瘜肉者，切除後每年追蹤一次，連續兩年均正常時，可調整成二至三年檢查一次；接受過大腸癌手術患者請依醫師指示定期檢查。大腸鏡檢查每隔一段時間都有新的指引，可參考 https://reurl.cc/WLoRoe。

13）我特別的健康習慣

六項每日健康飲食習慣

- 飲食清淡。
- 不吃甜。
- 在家吃飯。
- 一天喝兩公升的水。
- 少量進食。
- 不吃冰冷飲食。

三項每日健康排便習慣

- 起床後馬上去廁所。
- 飯後吃水果。
- 每餐都吃蔬菜。

四項每日健康快眠習慣

- 白天小睡一下。

- 就寢前洗澡。
- 早起運動。
- 攝取萵苣、大棗。

兩項週末健康習慣

- 每週到山裡（登山）。
- 每週實踐四都三農[6]。

每月健康習慣

- 每個月一次三溫暖、或是溫泉。

每年健康習慣

- 每年定期健康檢查。

三項平時生活鐵律

- 多動身體。
- 多休息。

6　四都三農，意指居住在都市的人，一週有四天在都市生活，其餘三天在農村、漁村、山村生活，又稱為「四都三農時代」，是未來韓國社會的希望生活模式。

• 多與周遭對話。

若能遵守以上十三種癌症預防方法，將之生活化，就能減少老年時因為癌症而死亡的機率。

後記

健康要趁健康的時候準備與維護

當人們失去健康時，過往曾經十分渴望的財富、名譽、地位瞬間都成無用之物，因為一旦失去健康，連帶就會失去絕無僅有的人生，等於失去所有。因此健康要趁健康的時候守護，畢竟失去健康，就可能是人生最後階段，或者需要為了找回健康而耗費許多金錢與時間，因而健康必須是人類的目標之一，也是自己最需要努力的目標。

為了健康，我們多會在週末時登山，而登山時都會發現，幾乎每一座山的山路旁都會有石塔。

我們可能都曾經看過這些石塔，卻沒有特別留意，不過細細解讀品味這些石頭塔會看見其歷史的意涵，因為壬辰倭亂發生他國入侵時，這些石頭多少具有武器的角色、碑也帶有詛咒的含義在內，當這些被標示為散步道路，好似就成為一神聖的里程碑。

我喜歡這些石塔帶有禪的意味，卻也總是擔心石塔的平衡總有一天會崩塌，然而這或許也是這些石塔的魅力之處，而我也曾經在庭院裡做過石塔水井。

推疊的石塔可以承擔大風大雨，但若一不小心，移動基座的石頭、或是因搖晃而破壞平衡的話，整個塔都會塌陷，由此可見所有的累積，都是依靠基座的穩定而獲得安全。

看著石塔，是不是覺得與我們身體非常相似呢？以健康石頭與健康石塔為比喻，基座大石之上，層層疊上的石頭皆不太相同，就如同每個人的身體健康情況，也因人而異。

當所有健康石頭，都能推疊均衡，形成身體健康的石塔時，才能保持健康與治癒的可能，一旦平衡被破壞，會生病、會成為無法康復的不治之症。換句話說，我們要守護自己的健康，而此處所謂健康，是指我們能夠隨心移動自己的身體，身體各項功能都能正常運行。

想要守護健康石塔，就必須不讓健康石頭倒塌、不讓全身器官的健康基石出問題，認真為晚年健康多一份努力，尤其是不要出現遺失的十年，所以必須特別注意晚年的健康。

我們的身體總是會隨著年齡的增長，而出現各種身體功能下降，年輕時熬夜一、兩天之後，可以藉由補眠恢復的身體，而今卻會因各種擔心而無法入眠，最後導致全身不舒服，甚至十分疲憊的狀態。

另外在吃飯時也會出現許多狀況，也會在各種聚會的場合中，聽到不少情況，說著人人都可能遇到的身體變化，以及身上出現的異常症狀。

也可能說著說著就會反問自己「我現在是在說什麼？」緊接著會想不起特定人名、或是事物名稱，因而被笑、或是時間一久就會忘記。

再者，不斷出現的白髮與皺紋，在捷運跟公共場合不斷聽到完全不熟悉、根本不想聽到的「爺爺」、「奶奶」稱呼，女性更是無法輕易接受這種稱呼，但這個年紀確實也會逐漸開始長出贅肉。

特別是到了五、六十歲，眼睛逐漸模糊，若沒有配戴老花眼鏡，就會看不到較小的文字，因身體自然老化，而造成日常生活的不便，也會讓人略感焦慮，進一步造成無力感。

再加上不關心健康的前提之下，某一天突然罹癌，或是腦中風、心臟疾病時，不僅造成患者本人，連帶家人都會承擔不小痛苦，不僅心理痛苦，要付出的醫療費用也不少，更容易讓全家人的生活在一瞬間跌入地獄。

所以我們必須像投資理財一般的投資健康，找出低費用、高效率的法則，而若說投資理財的第一原則是儲蓄金錢的話，投資健康當然就是要儲蓄健康，也就是健康與種子資金都必須小心管理，五年、十年的用心，可以換來五年、十年的保障。

承上所述，對健康好、對身體好的「小支出、小努力」，可以換來最大利益的方法就是正確的飲食習慣，而守護健康最明智的處方箋就是攝取好的飲食與提高免疫力。

健康的基本是從每日喝一口水、吃一樣東西開始，每天吃了什麼會決定健康的情況，而每日每餐的攝取不僅能預防疾病，還能進一步走向長壽健康的人生。

換句話說，健康策略就是攝取好的飲食與正確的飲食習慣，我們每日透過三餐，攝取均衡營養的飲食，提高免疫力，找出會讓體溫過低、睡眠不足、休息不足等免疫力下降的原因，明確知道該如何提高免疫力，維持健康身體的方法，才能做到「健康要趁健康的時候準備與維護」。

國家圖書館出版品預行編目資料

百歲時代健康的祕密 ： 若想無病、無痛健康活下去，該如何準備？ / 金忠雄著；陳聖薇譯. ——初版——新北市：晶冠，2020.12
面；公分．——（養生館；46）

ISBN 978-986-99458-1-3（平裝）

1.中老年人保健　2.健康法　3.生活指導

411.1　　109015295

養生館 46

百歲時代健康的祕密
——若想無病、無痛健康活下去，該如何準備？

作　　者　金忠雄
譯　　者　陳聖薇
審　　訂　詹鼎正／國立台灣大學醫學院附設醫院竹東分院院長
行政總編　方柏霖
副總編輯　林美玲
校　　對　謝函芳
封面設計　ivy_design
出版發行　晶冠出版有限公司
電　　話　02-7731-5558
傳　　真　02-2245-1479
E-mail　ace.reading@gmail.com
部 落 格　http://acereading.pixnet.net/blog
總 代 理　旭昇圖書有限公司
電　　話　02-2245-1480（代表號）
傳　　真　02-2245-1479
郵政劃撥　12935041 旭昇圖書有限公司
地　　址　新北市中和區中山路二段352號2樓
E-mail　s1686688@ms31.hinet.net
印　　製　福霖印刷有限公司
定　　價　新台幣350元
出版日期　2020年12月 初版一刷
ISBN-13　978-986-99458-1-3

旭昇悅讀網 http://ubooks.tw/